大人のひとふでがき 脳トレあそび

ひとふでがきは　目で見るだけでなく
指でなぞったり実際に描いたりして
楽しむことができます。
くり返し続けることで脳が活発に働いて
知らないあいだに
脳のトレーニングになるでしょう。

この本の使い方

1本の線で描いた「ひとふでがき」の絵を
始点から→●〜〜〜〜終点まで、
初級　中級　上級　を目安に、目で
たどったり指やペンでなぞったりします。（もちろん終点から始点に戻ってもよいでしょう）
何回もくり返しているうちに、ひとりでも
すらすら描けるようになります。
お年寄りから小さなお子様までだれでも楽しく遊びながら
脳トレーニングができます。

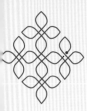

大人のひとふでがき
脳トレ あそび

生きもの

くだもの 野菜

暮らし 自然

ひと

乗りもの

林健造 さく

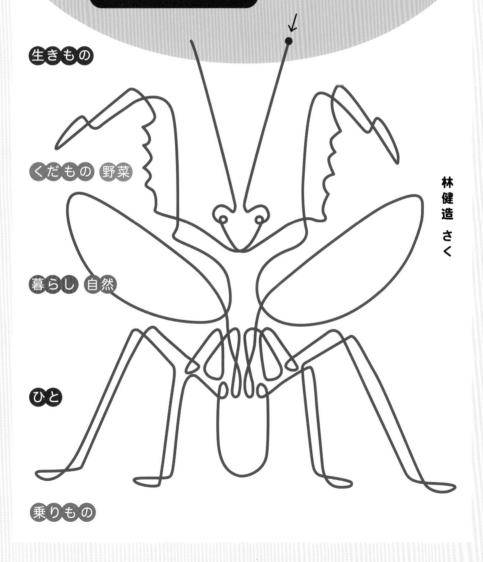

法研

目

左端縦書き：大人のひとふでがき 脳トレ あそび

次

上級

カマキリ

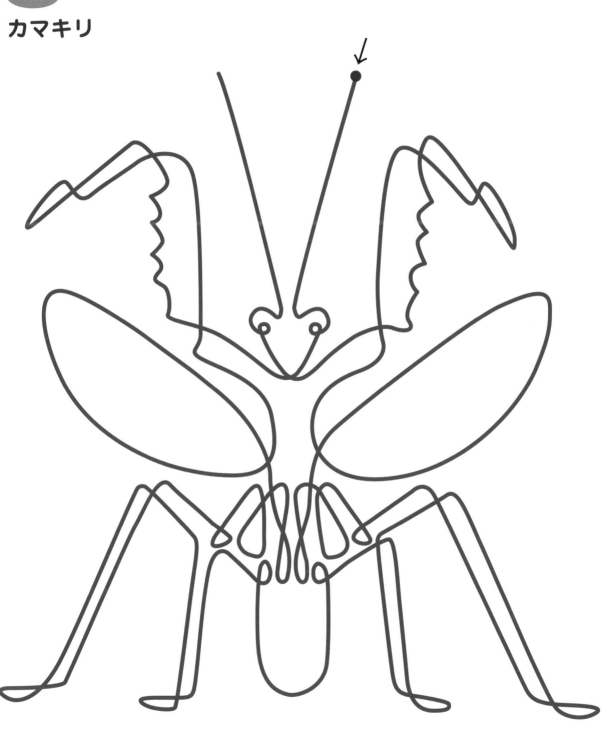

→ ●ここからなぞってください

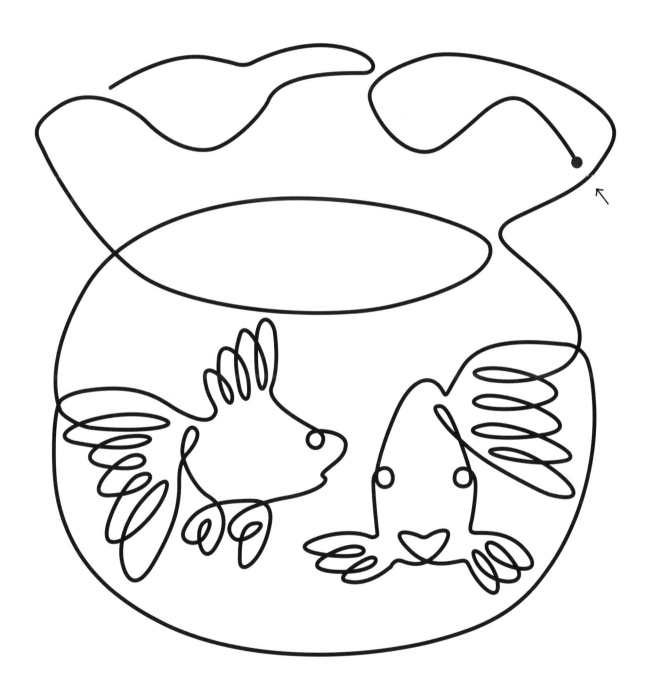

ひつじ

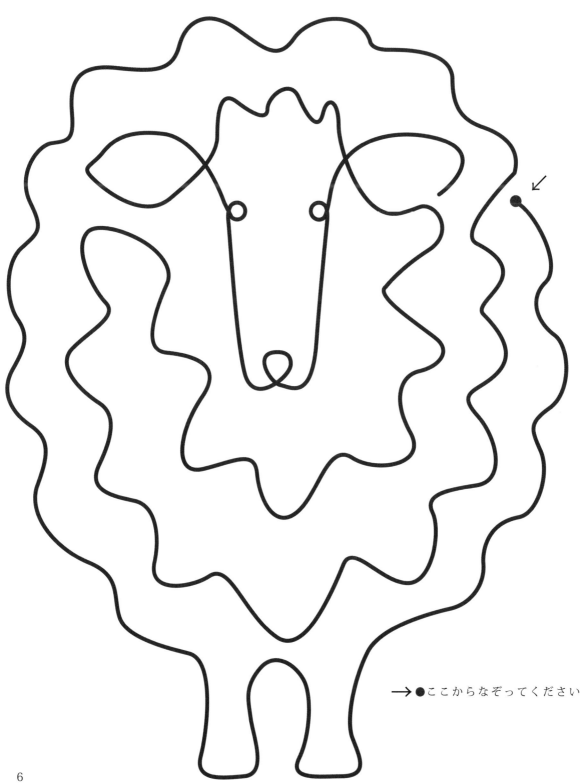

→ ●ここからなぞってください

へび

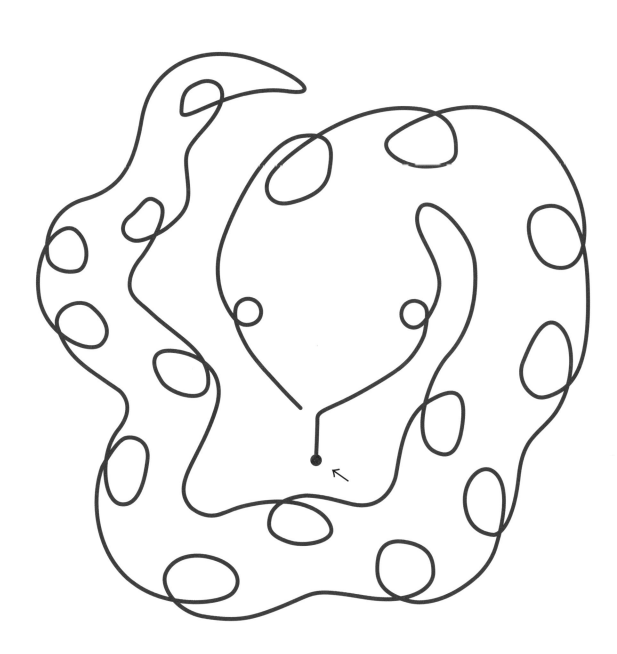

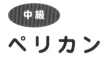

ペリカン

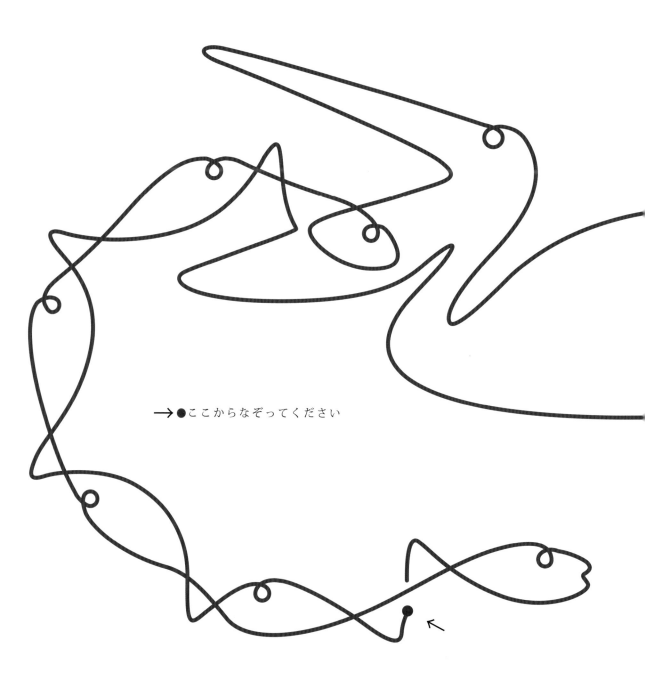

→●ここからなぞってください

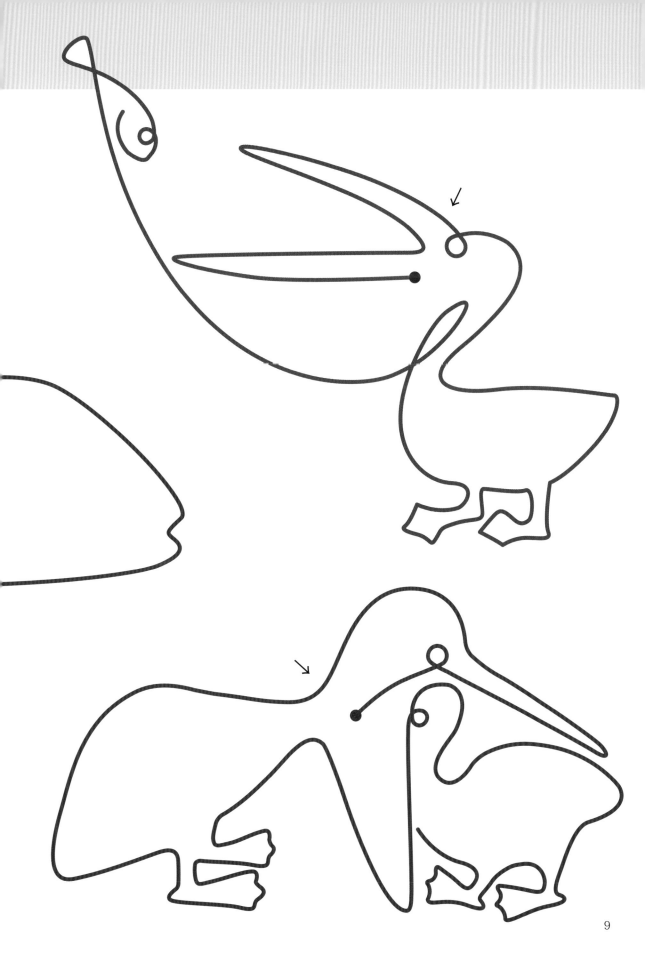

はこふぐ

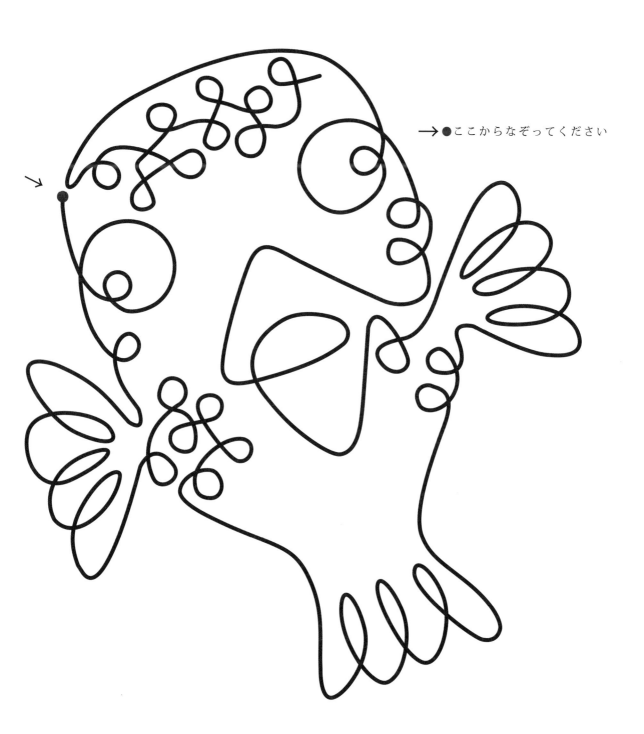

→ ● ここからなぞってください

たつのおとしご

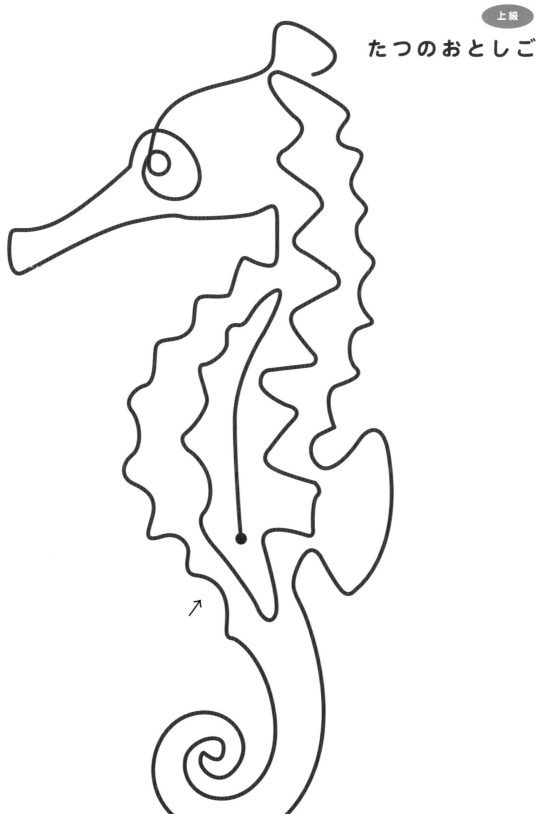

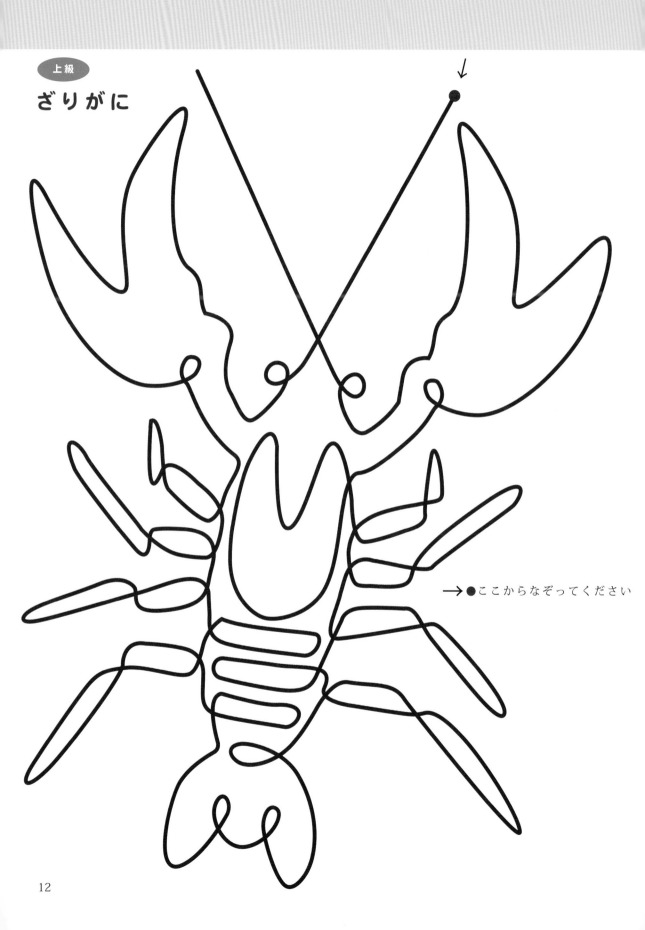

上級

ざりがに

→●ここからなぞってください

ちょうちょ

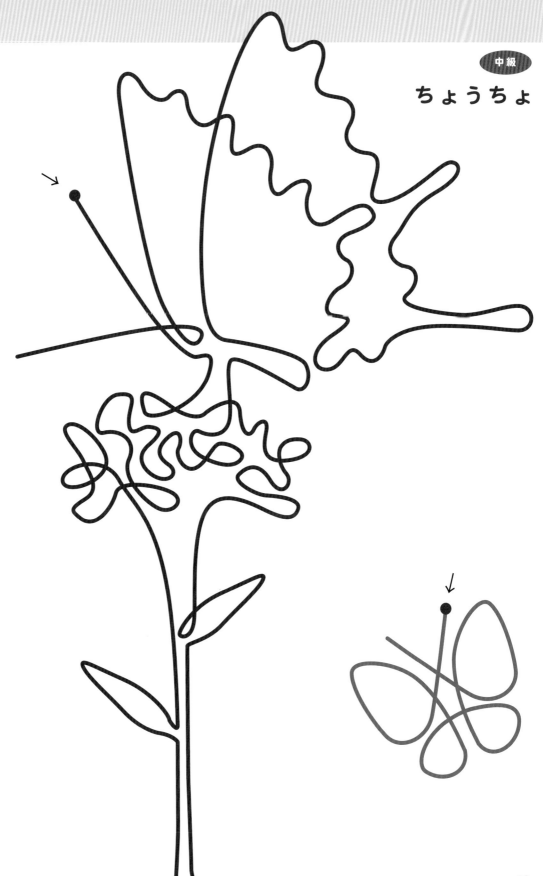

13

ちょうちょ

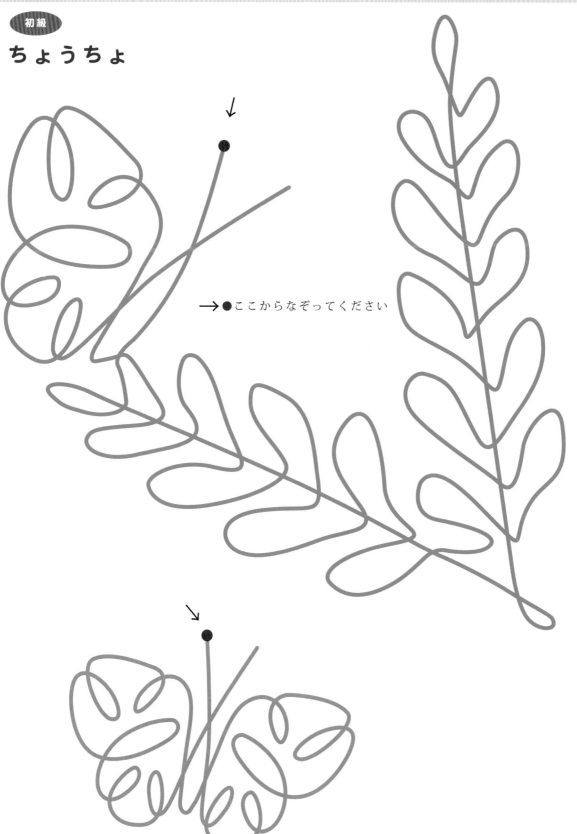

→●ここからなぞってください

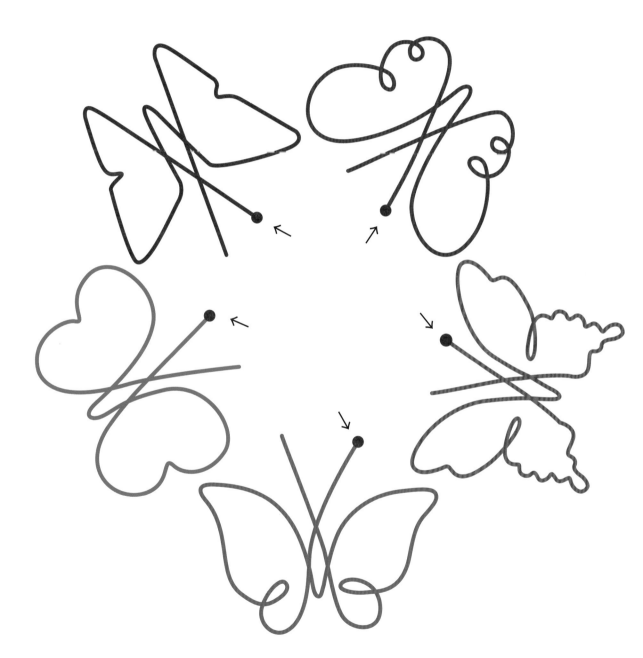

初級

マンボウ

→ ●ここからなぞってください

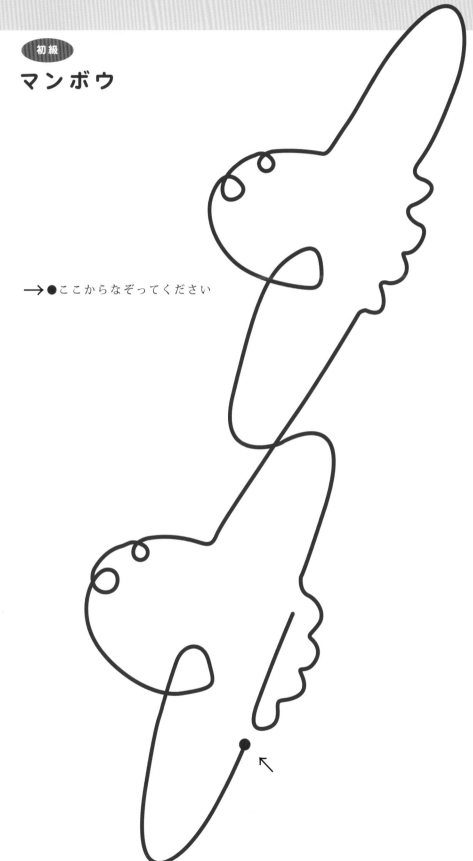

こうもり

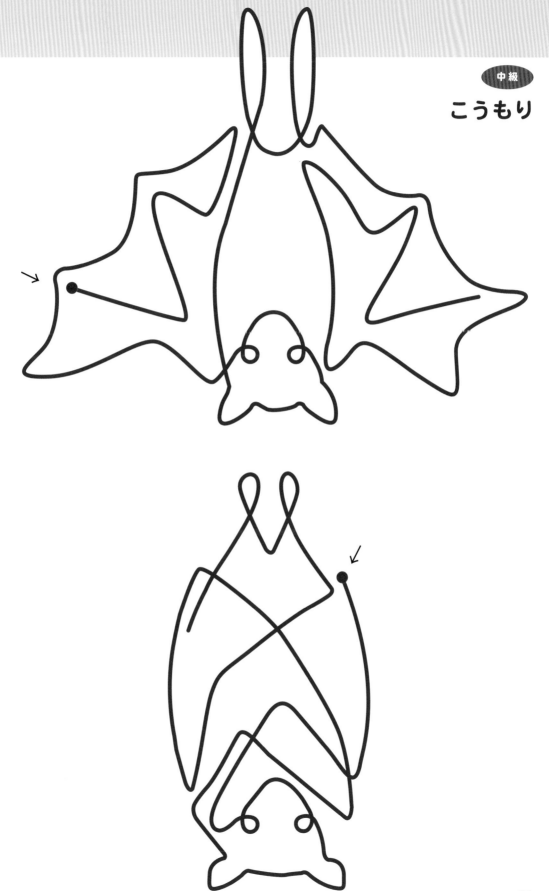

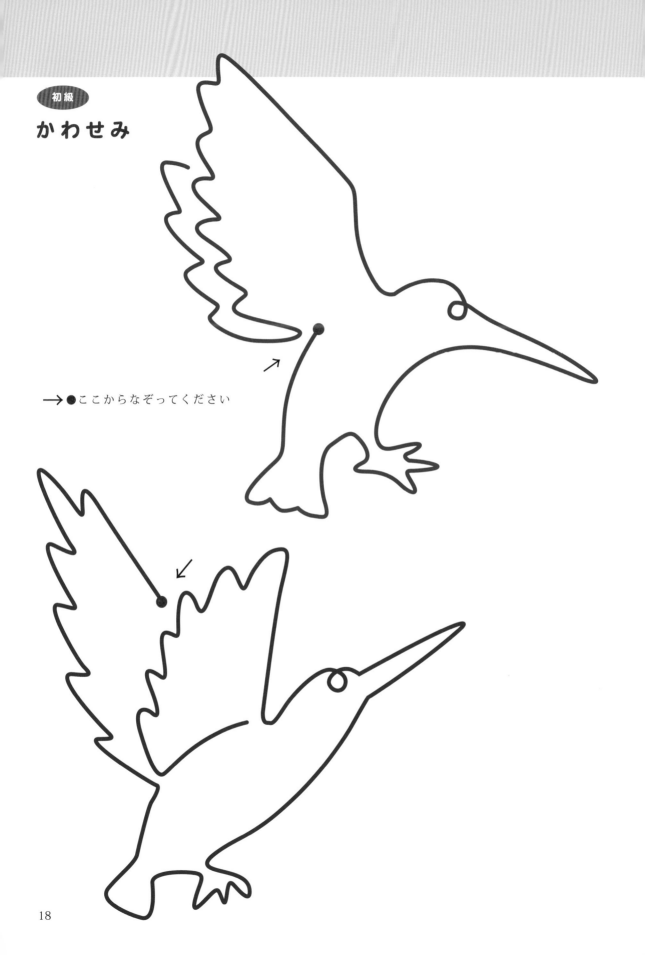

初級

かわせみ

→ ●ここからなぞってください

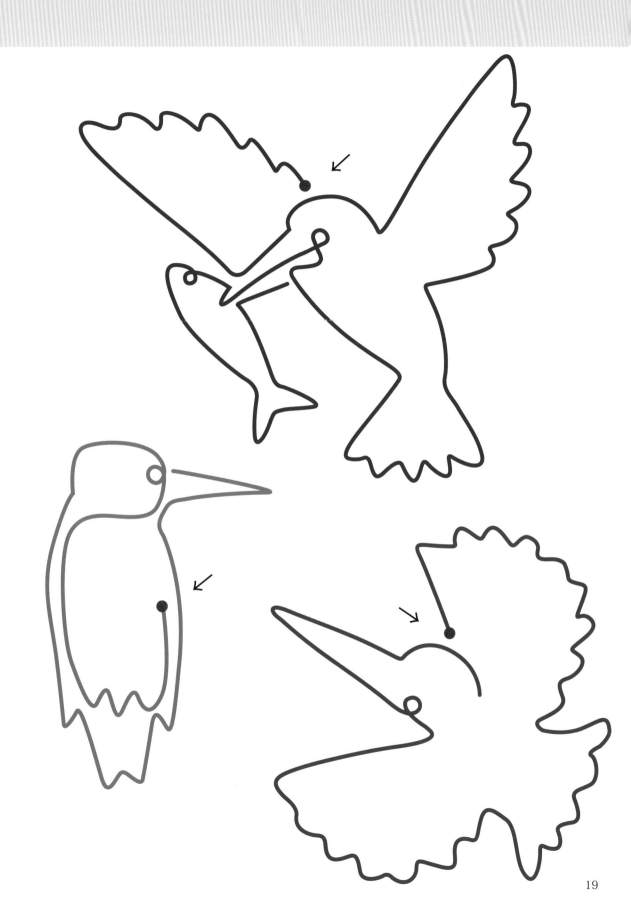

かに

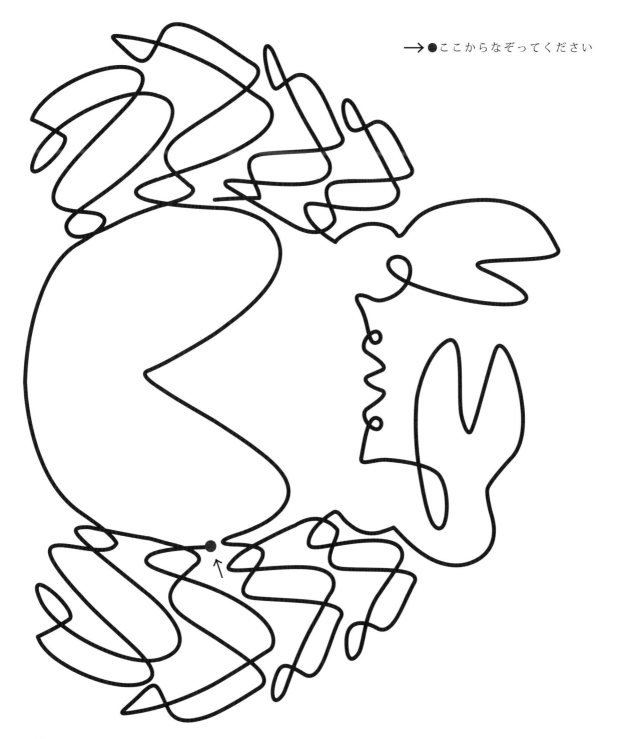

→●ここからなぞってください

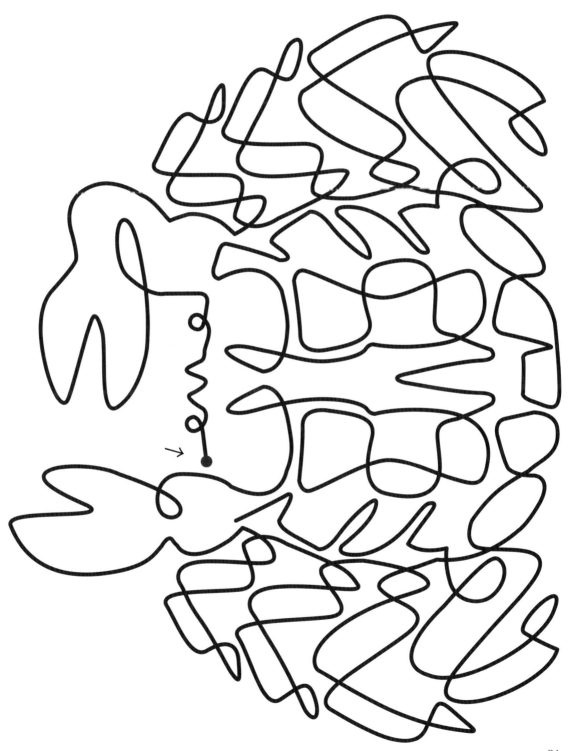

くじゃく

→ ●ここからなぞってください

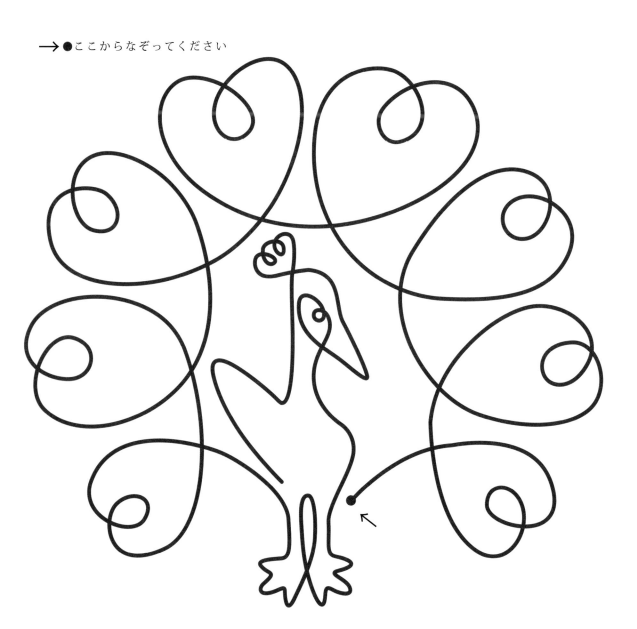

くじゃく

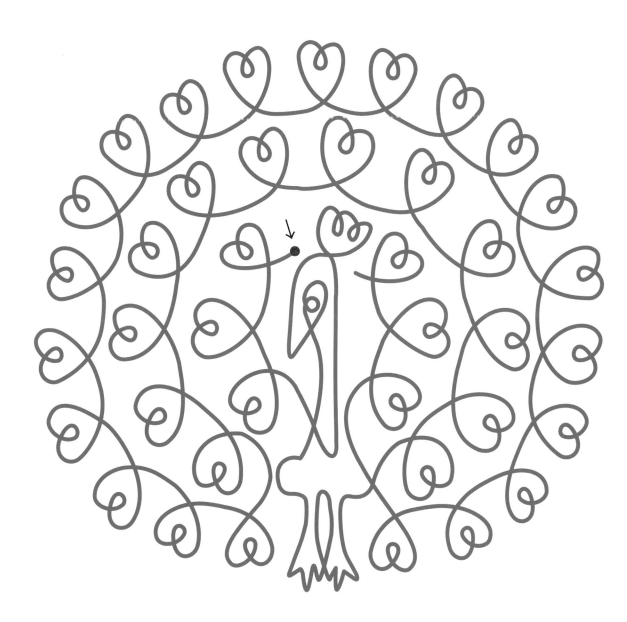

わに

→ ●ここからなぞってください

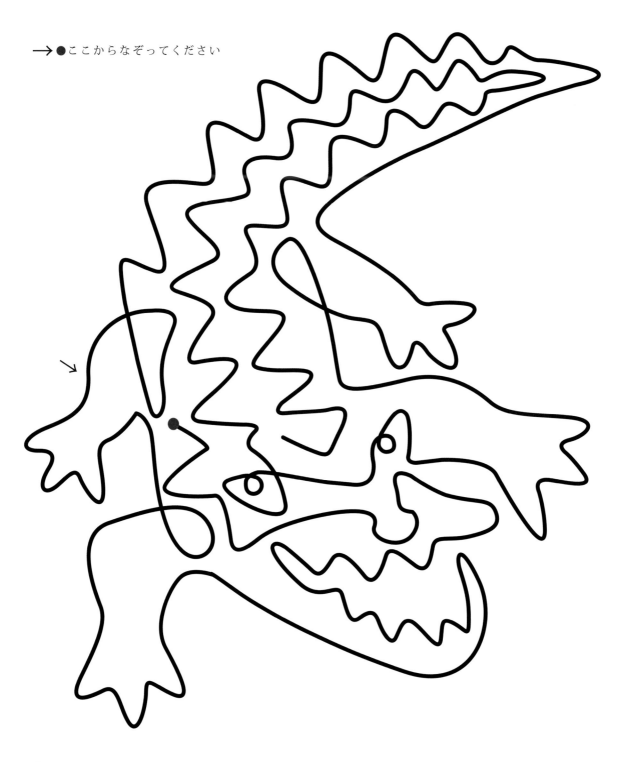

とき

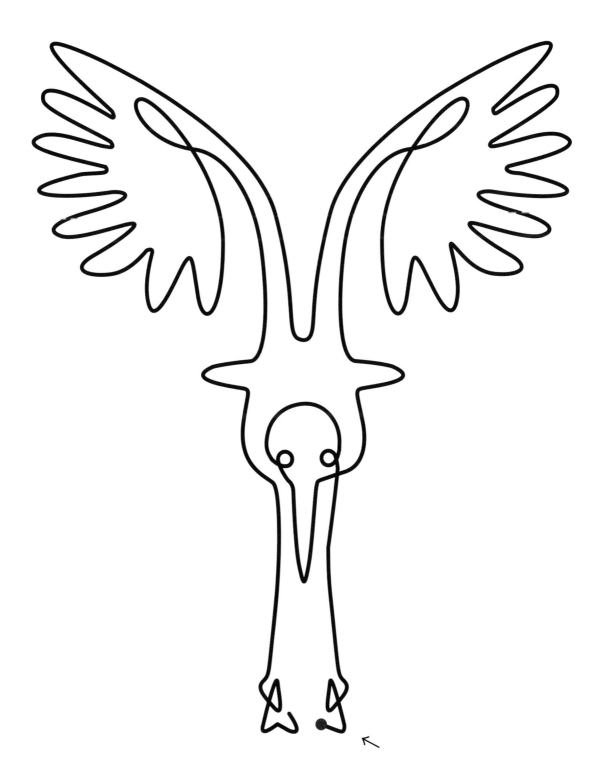

かるがも

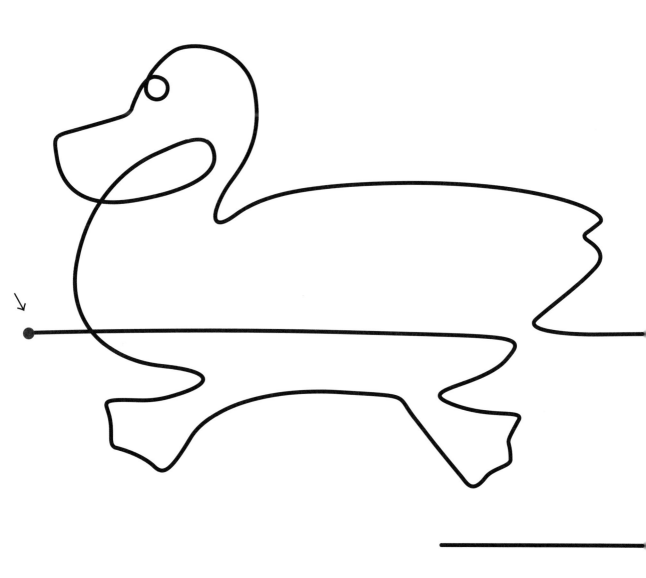

→ ●ここからなぞってください

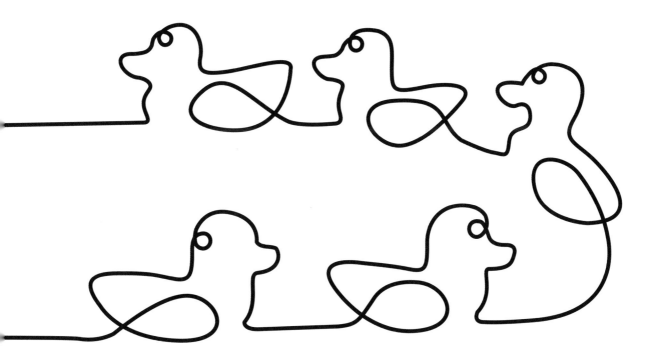

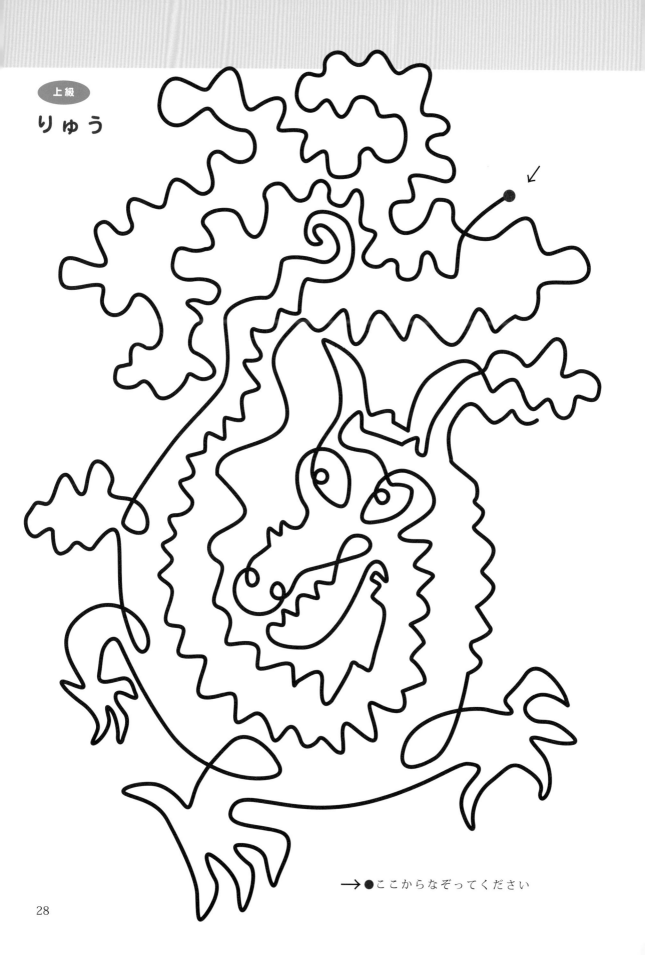

はと

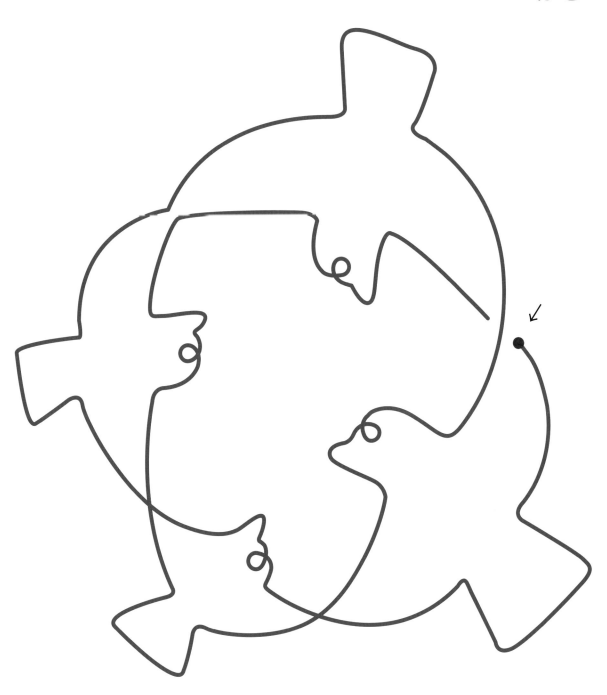

カメレオン

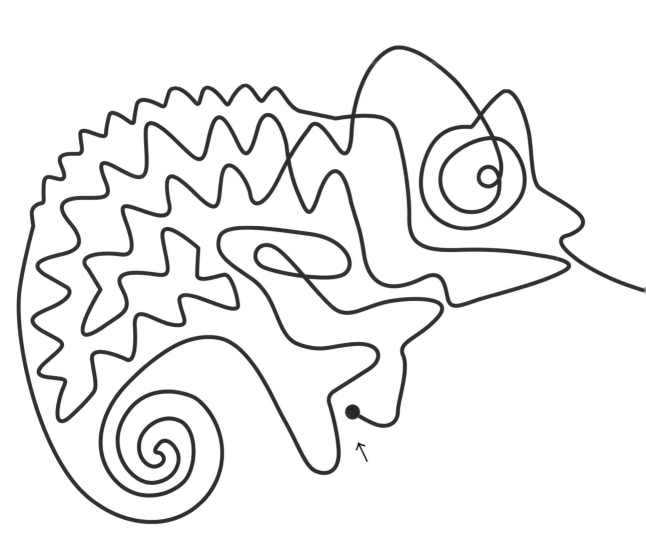

→ ●ここからなぞってください

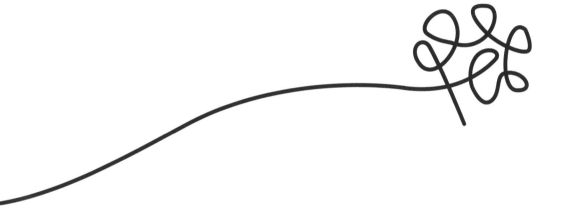

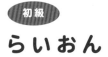

らいおん

→ ●ここからなぞってください

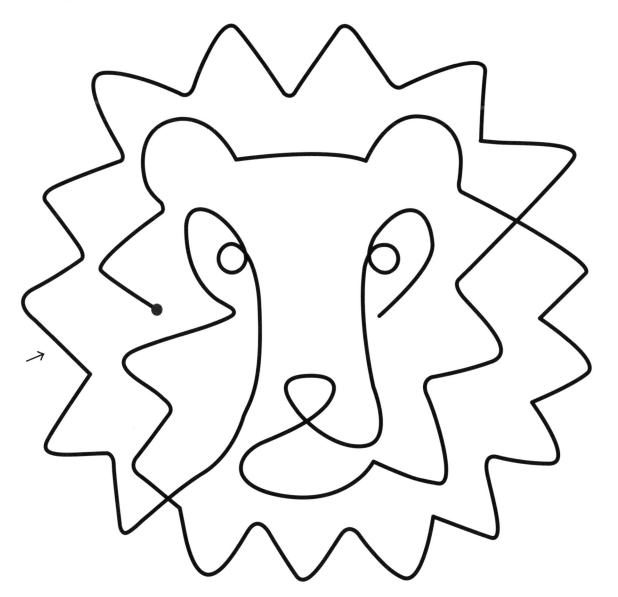

32

くま

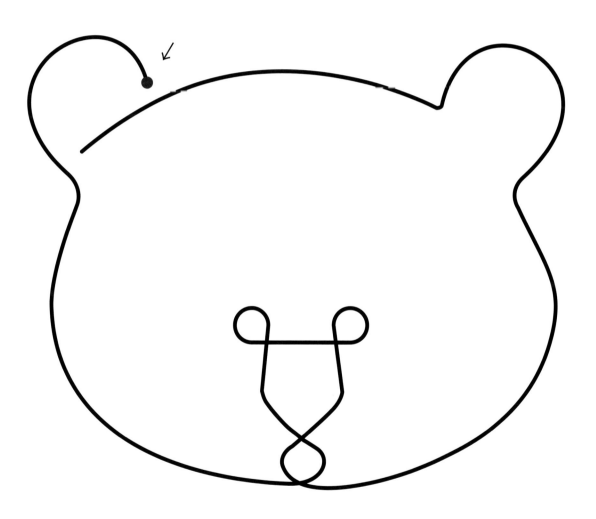

ガン

→ ●ここからなぞってください

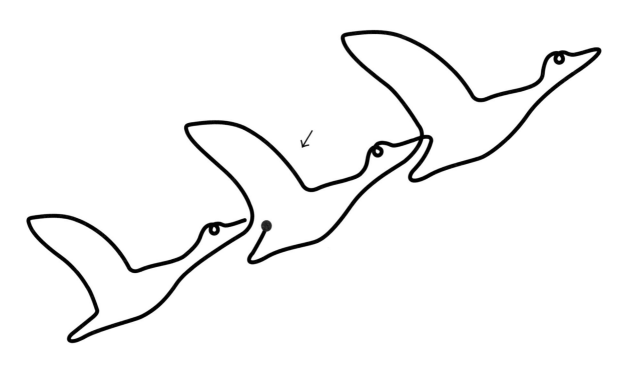

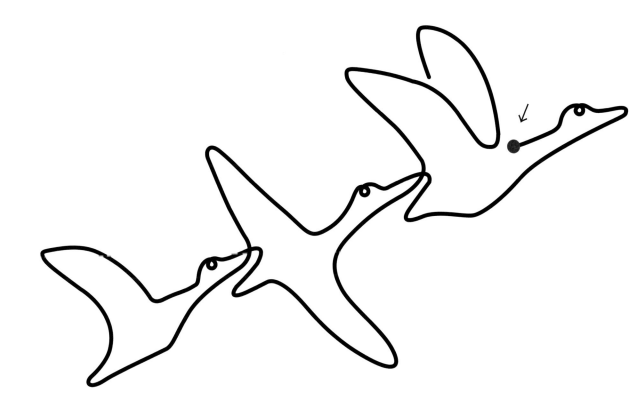

とら

→ ●ここからなぞってください

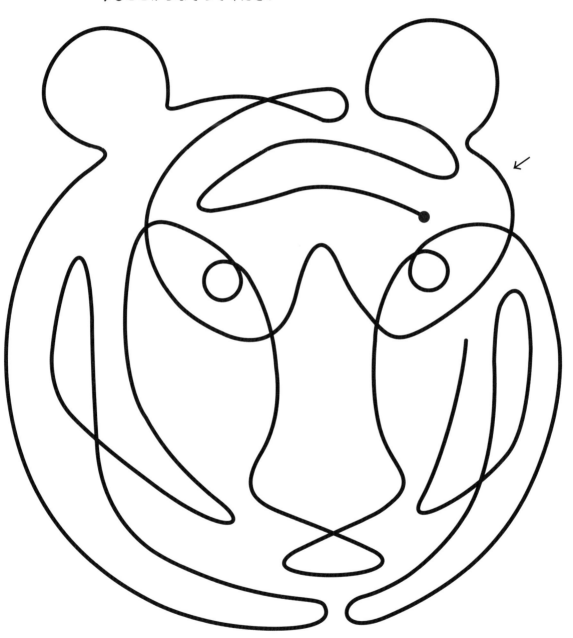

しまうま

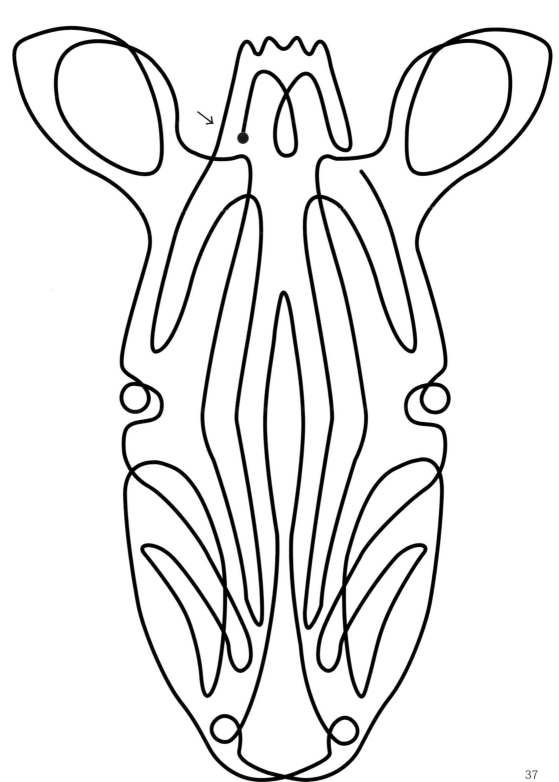

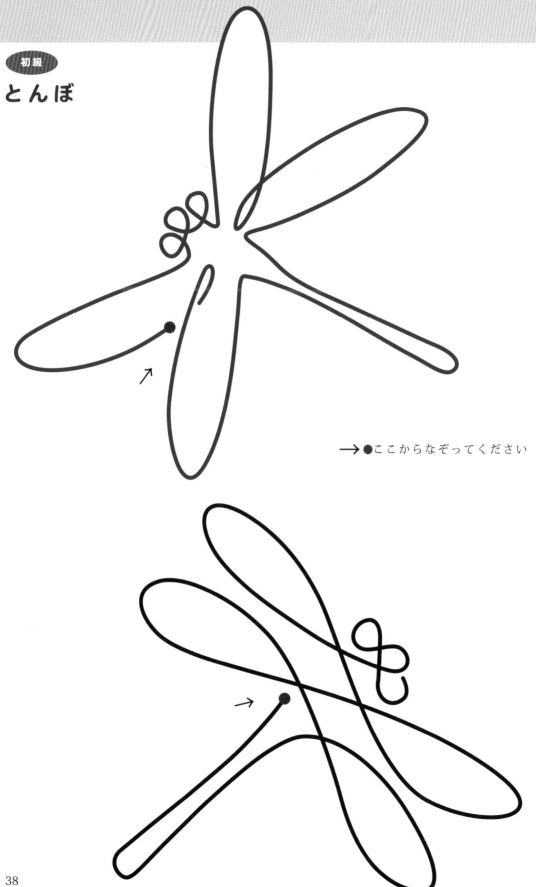

初級

とんぼ

→●ここからなぞってください

38

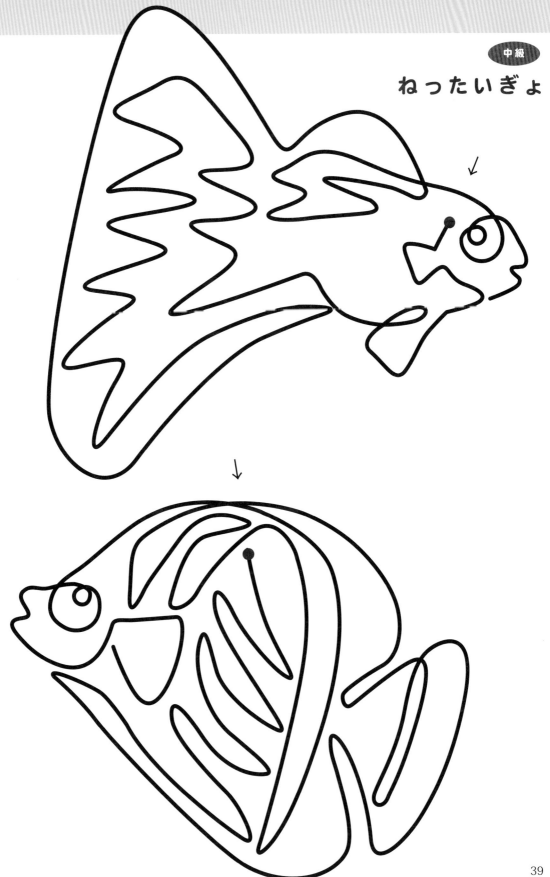

中級

ねったいぎょ

39

うし

→ ● ここからなぞってください

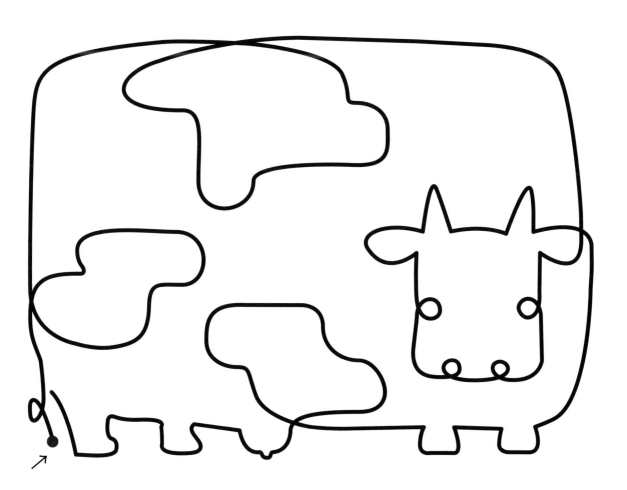

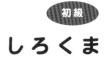

しろくま

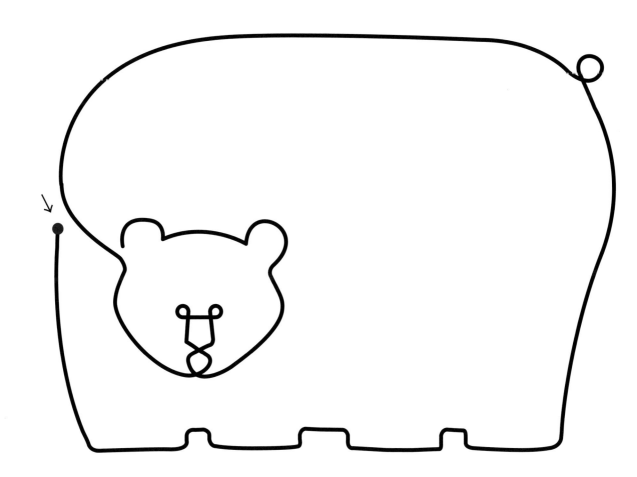

上級

メロン

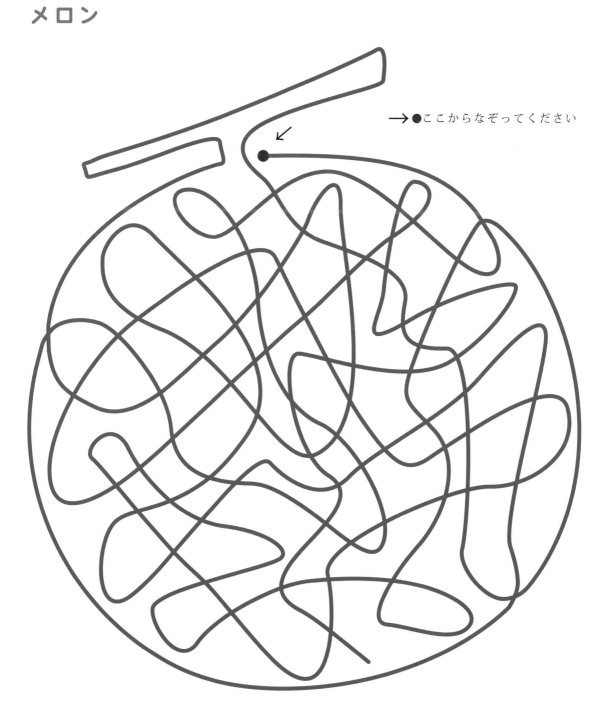

→●ここからなぞってください

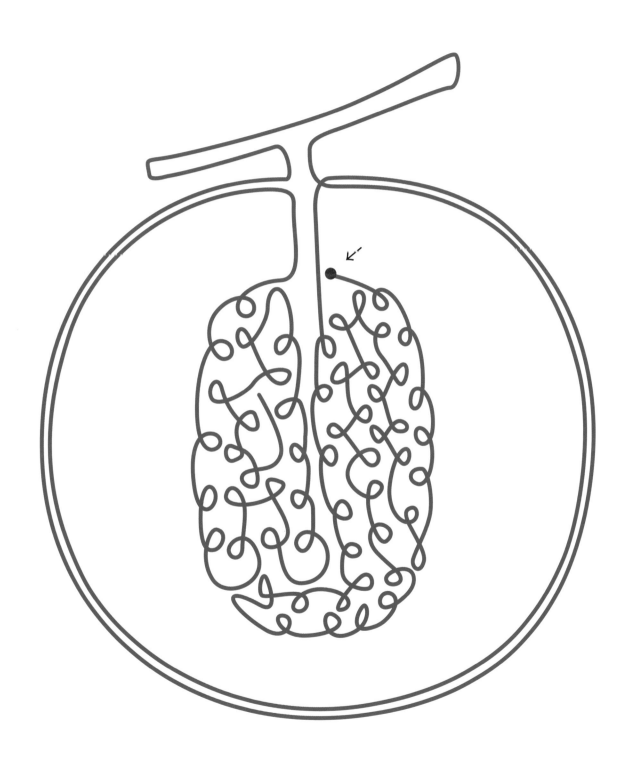

りんご

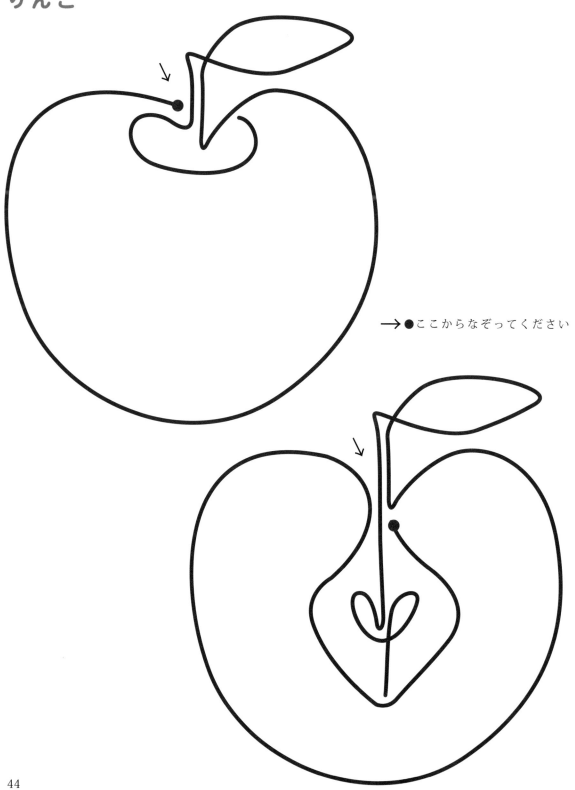

→ ●ここからなぞってください

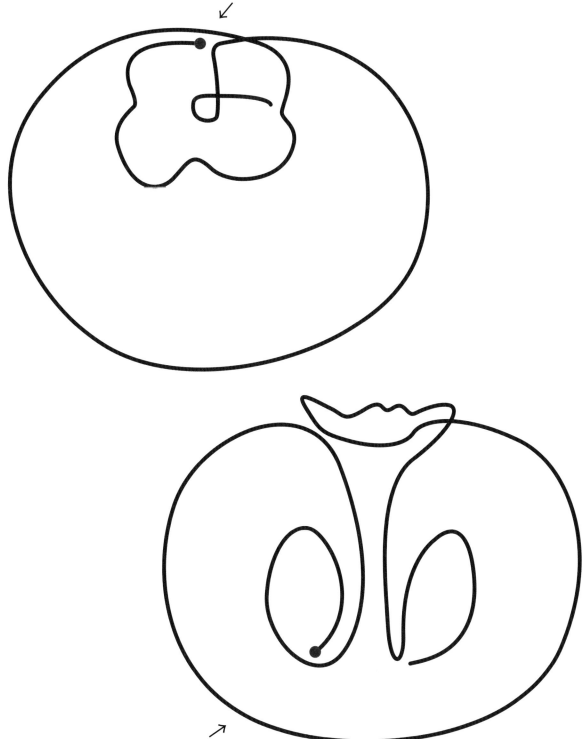

パイナップル

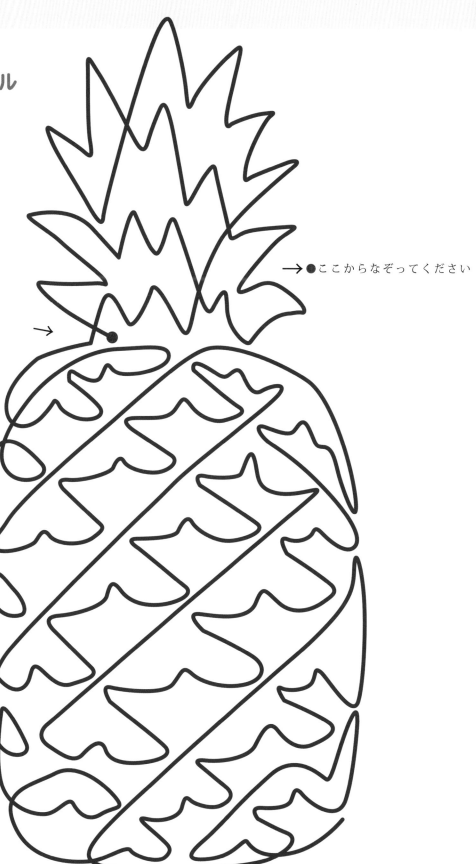

→●ここからなぞってください

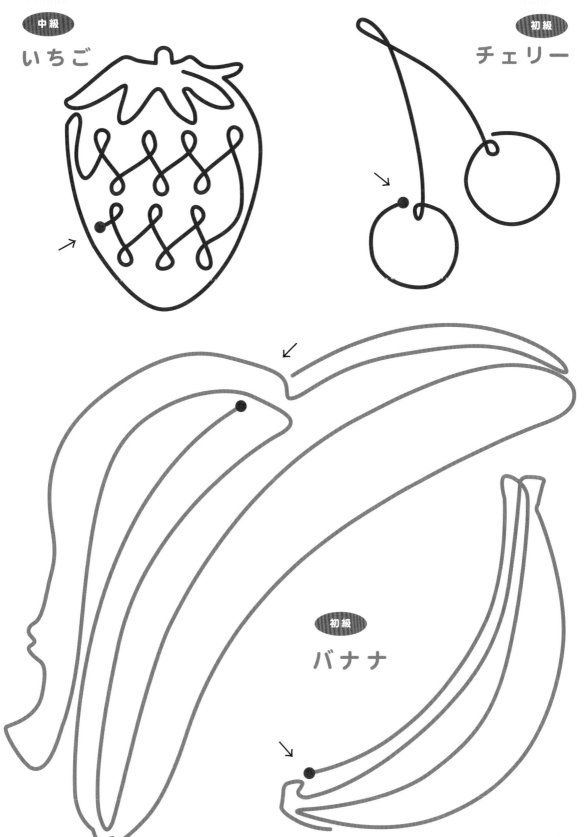

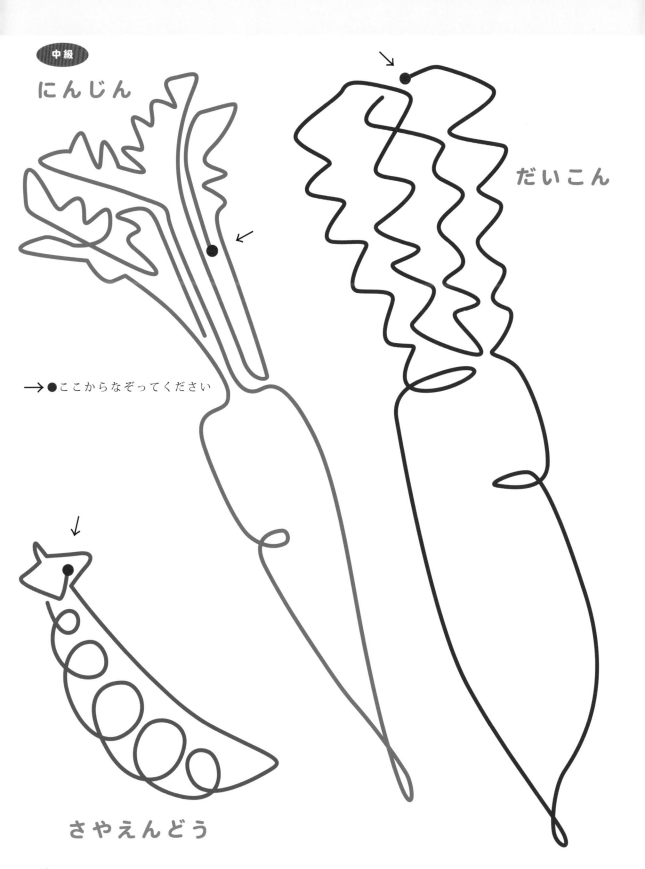

中級

にんじん

だいこん

→●ここからなぞってください

さやえんどう

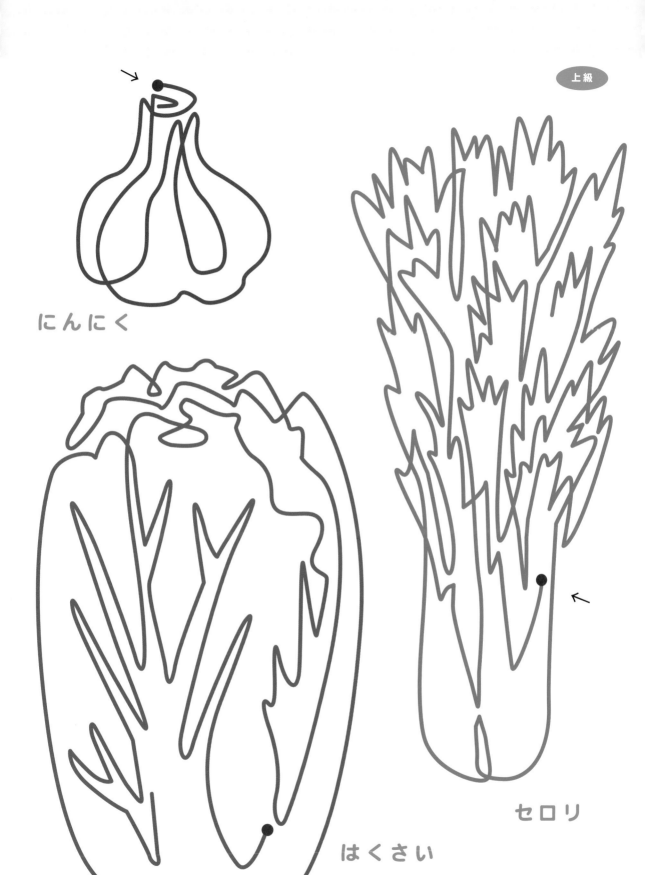

にんにく

はくさい

セロリ

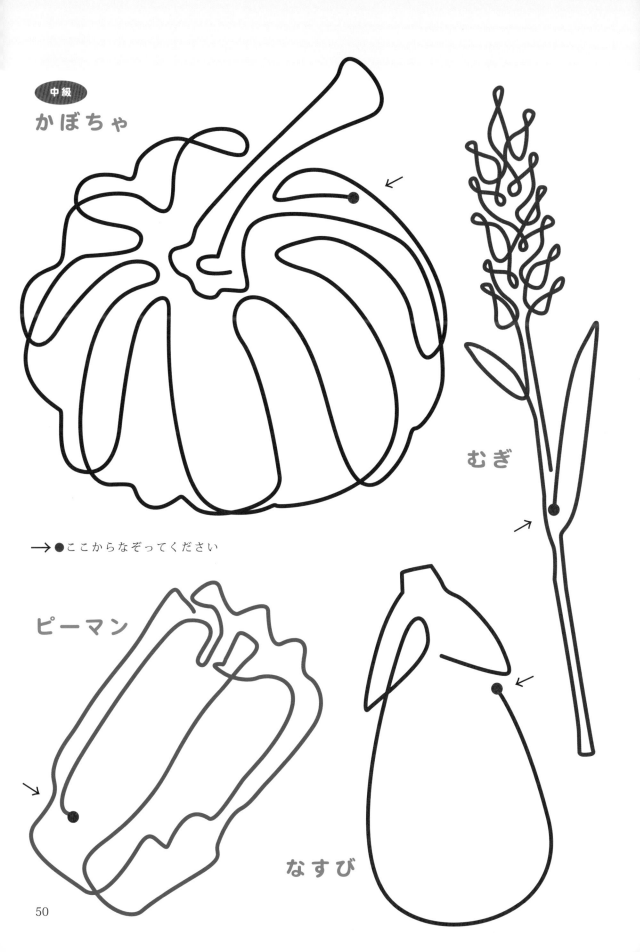

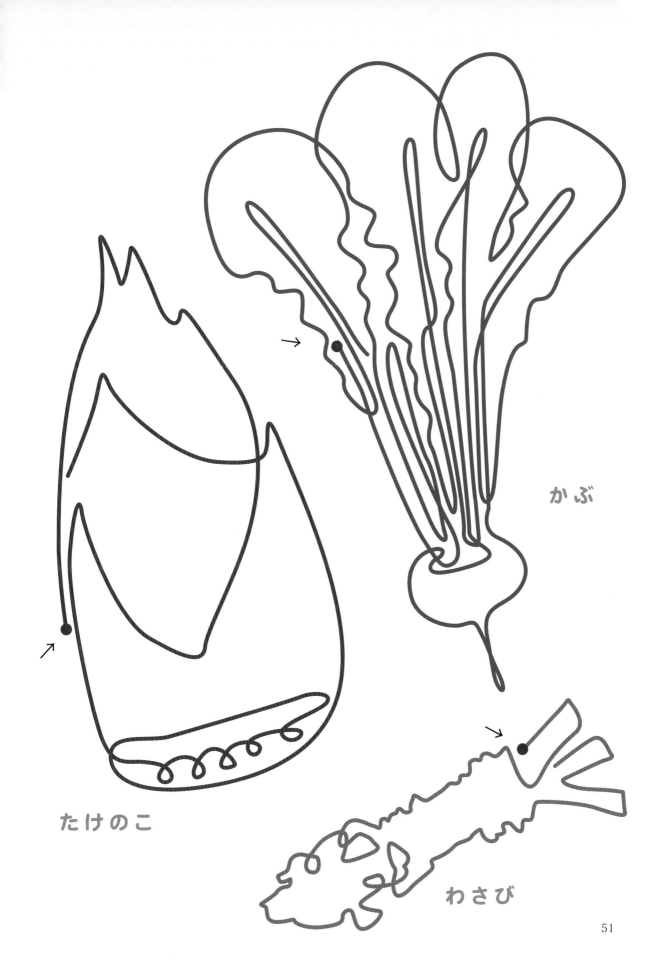

たけのこ

かぶ

わさび

家

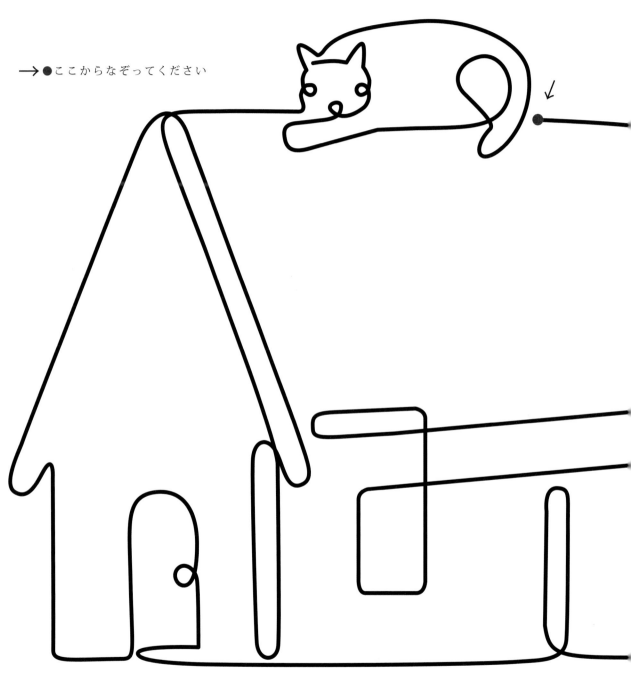

→ ●ここからなぞってください

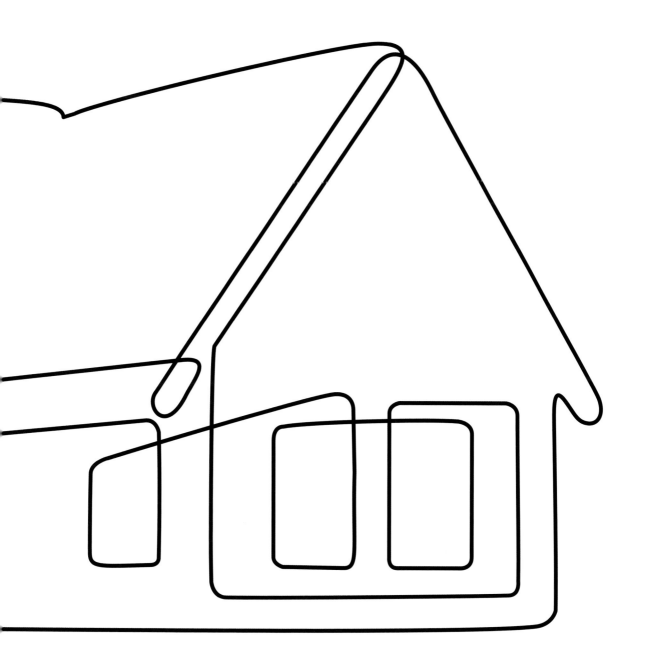

贈りもの

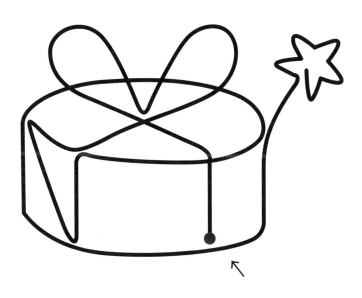

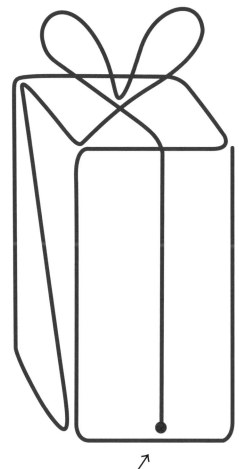

→ ●ここからなぞってください

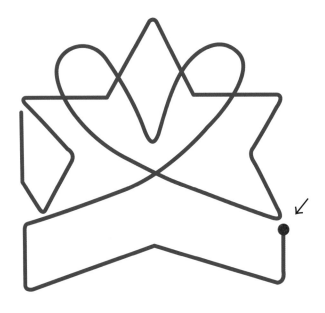

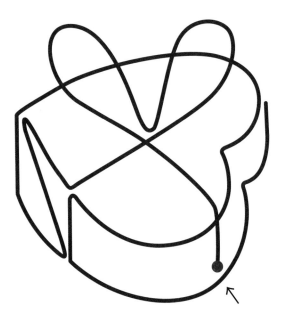

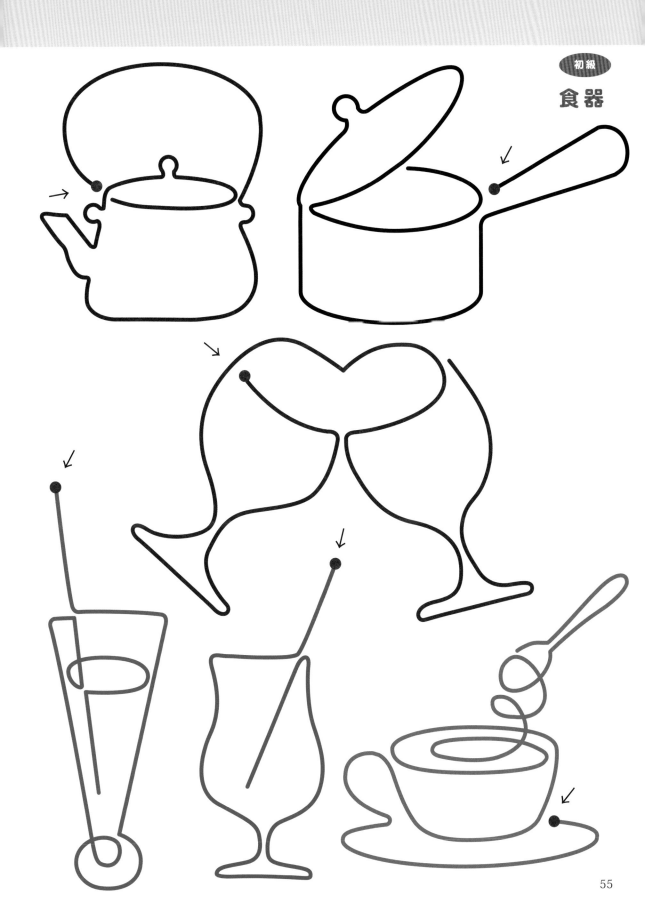

食器

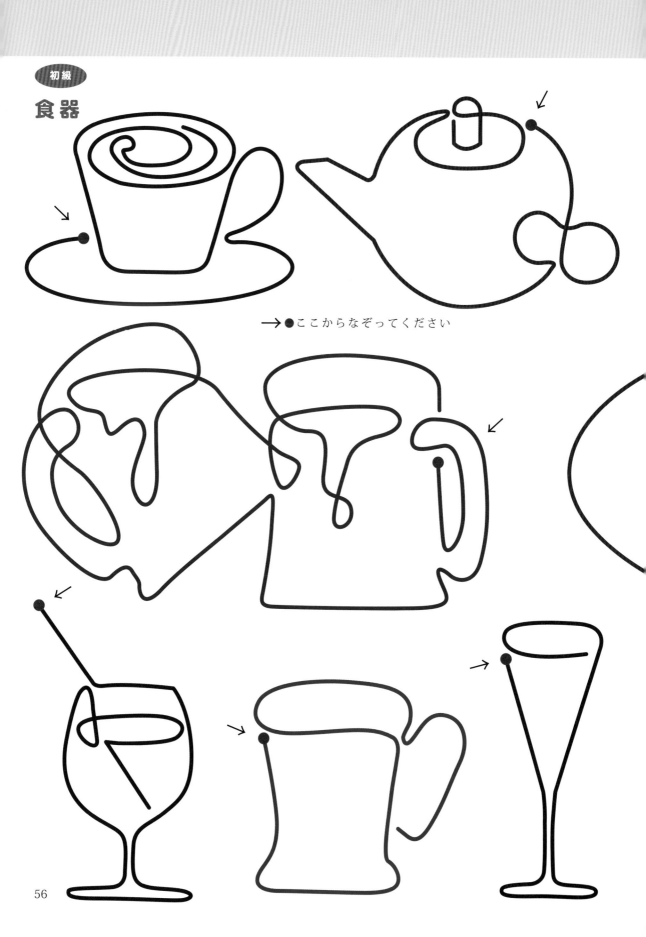

→●ここからなぞってください

ショートケーキ

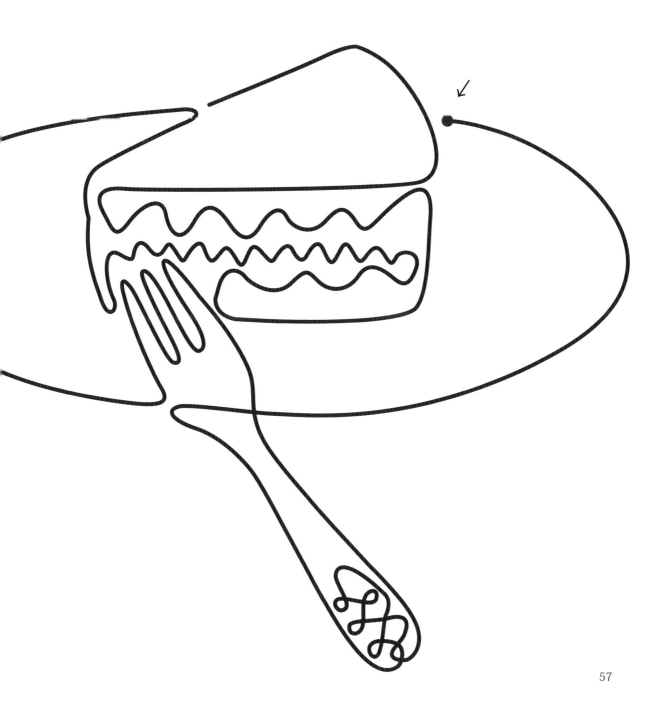

にわとりと卵

→ ●ここからなぞってください

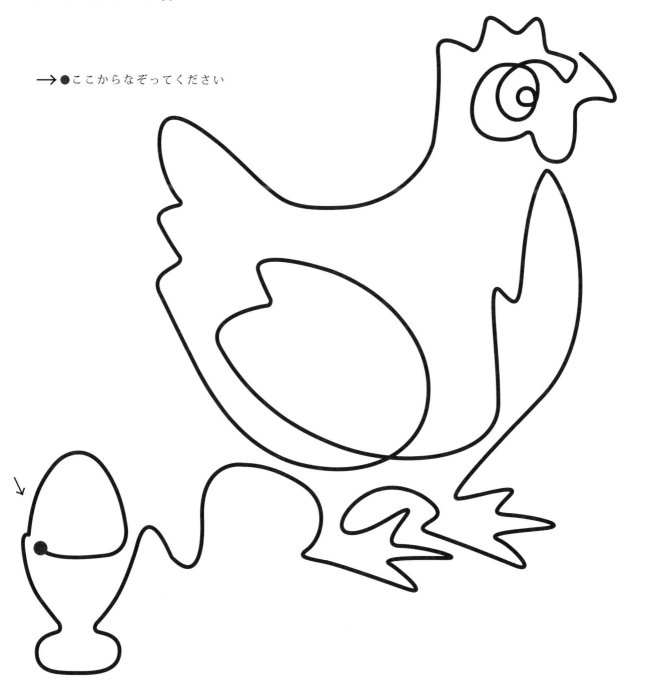

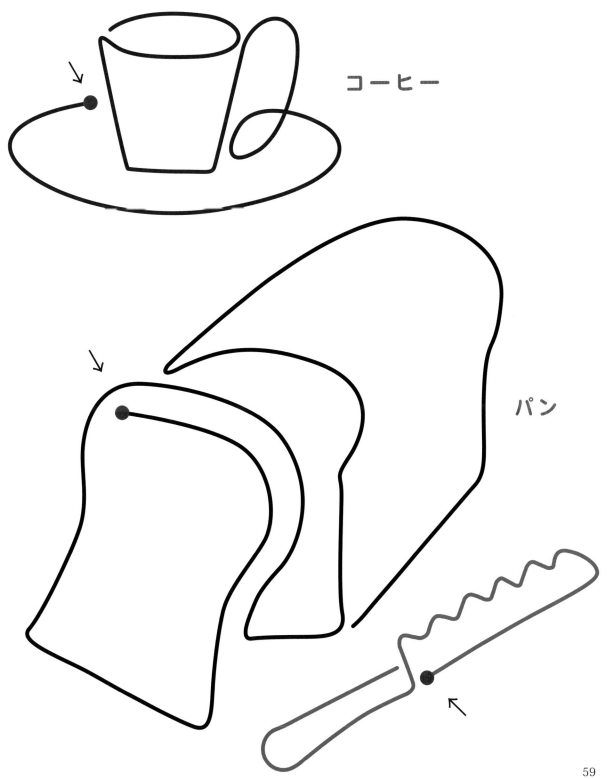

コーヒー

パン

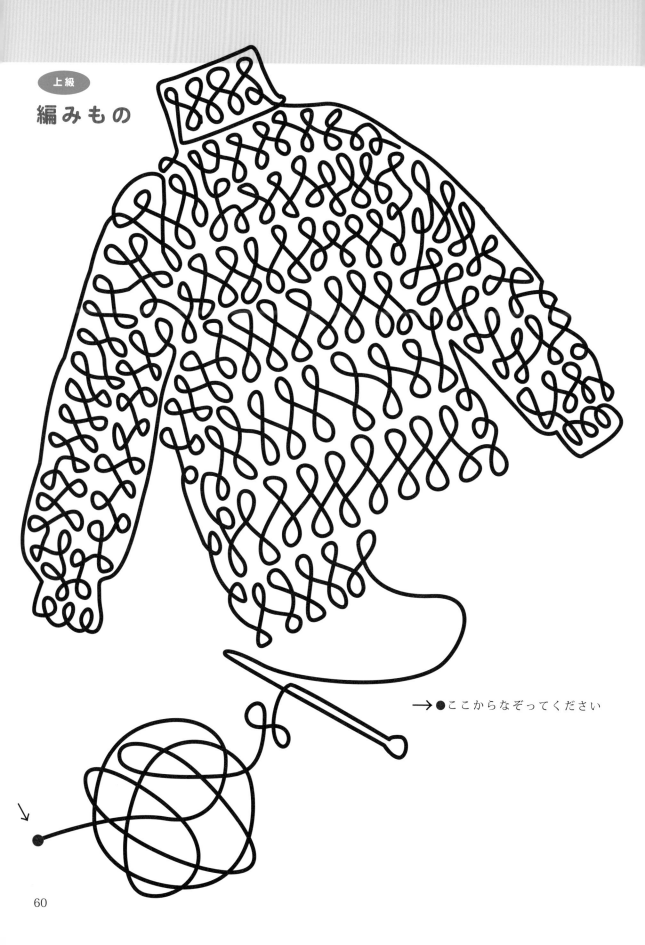

編みもの

→ ●ここからなぞってください

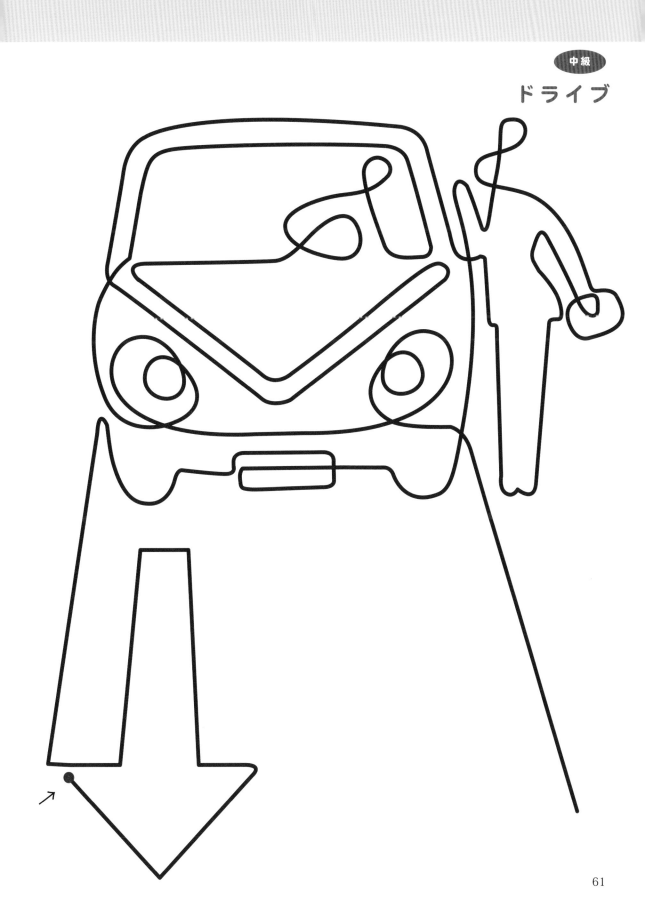

てぶくろ

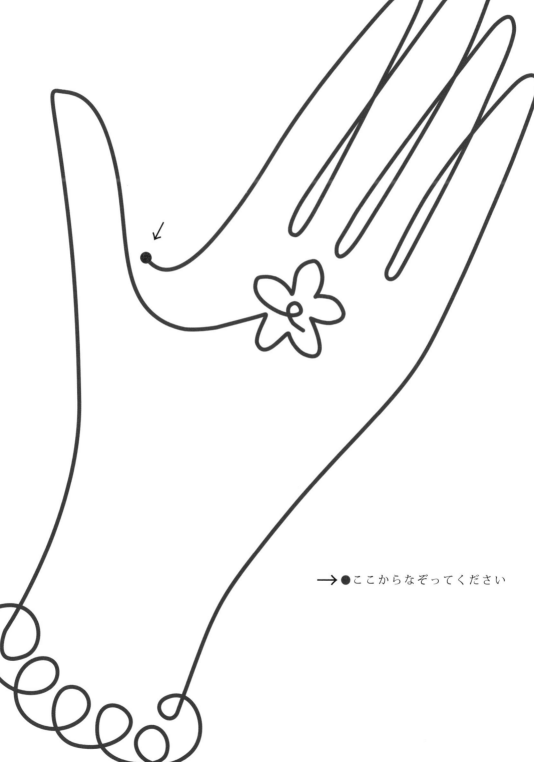

→ ●ここからなぞってください

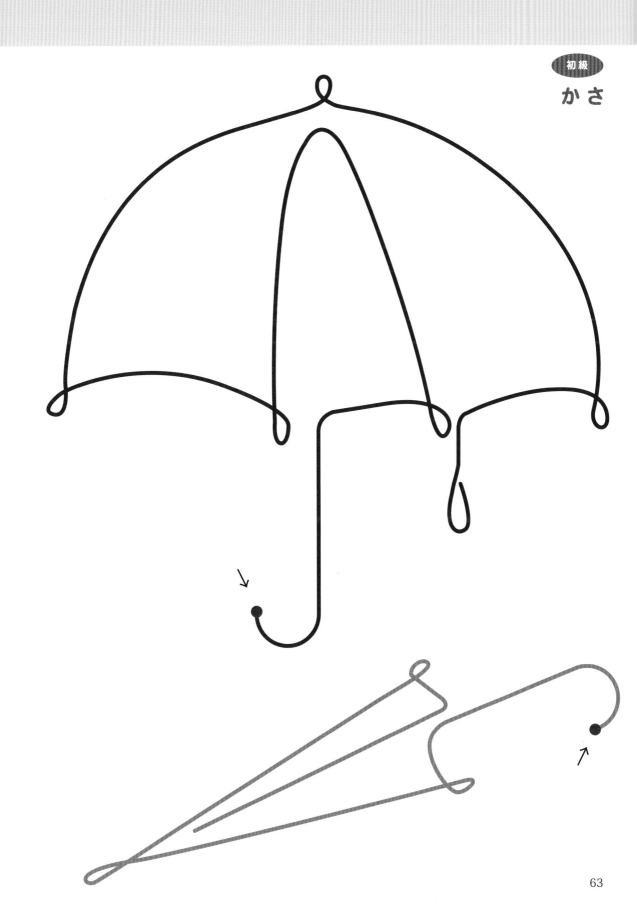

ヨット

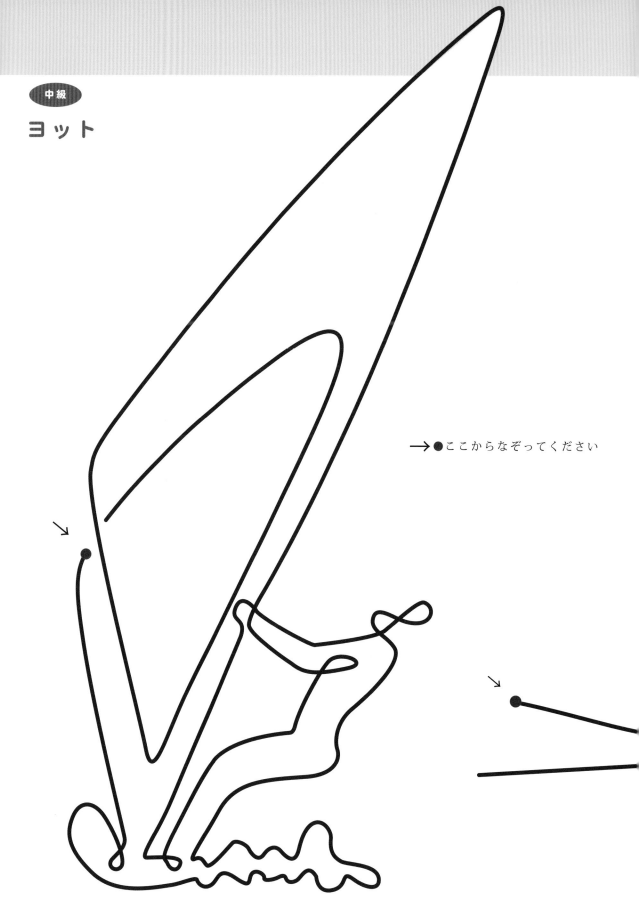

→ ● ここからなぞってください

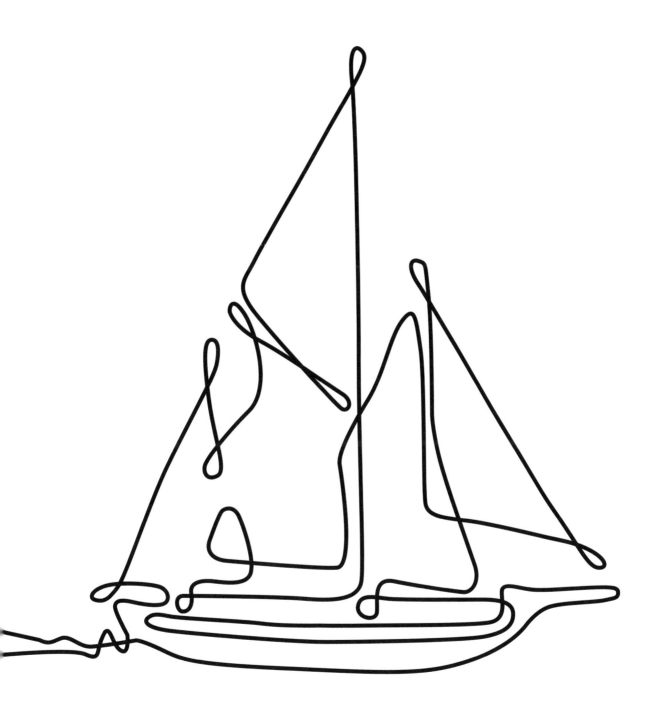

ヨット

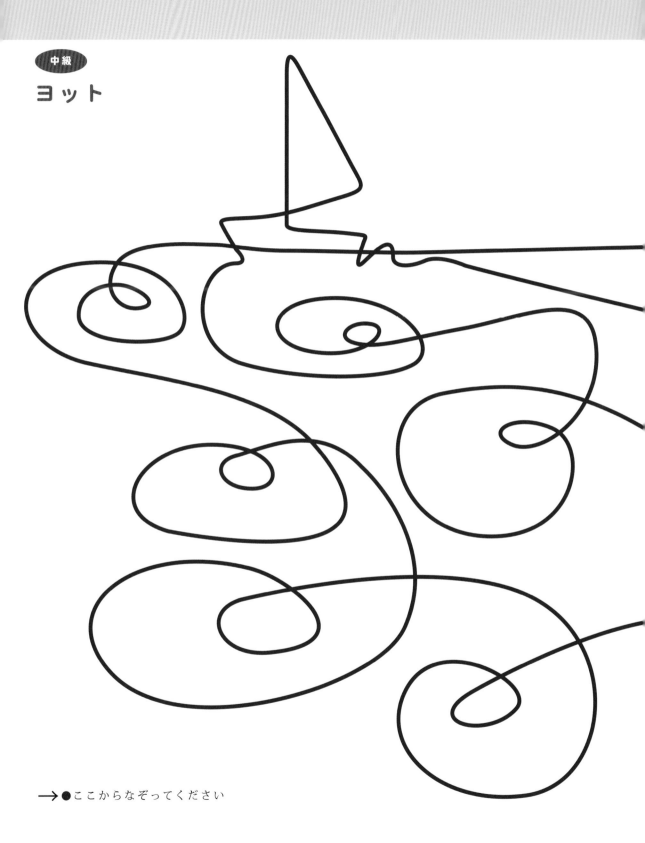

→ ●ここからなぞってください

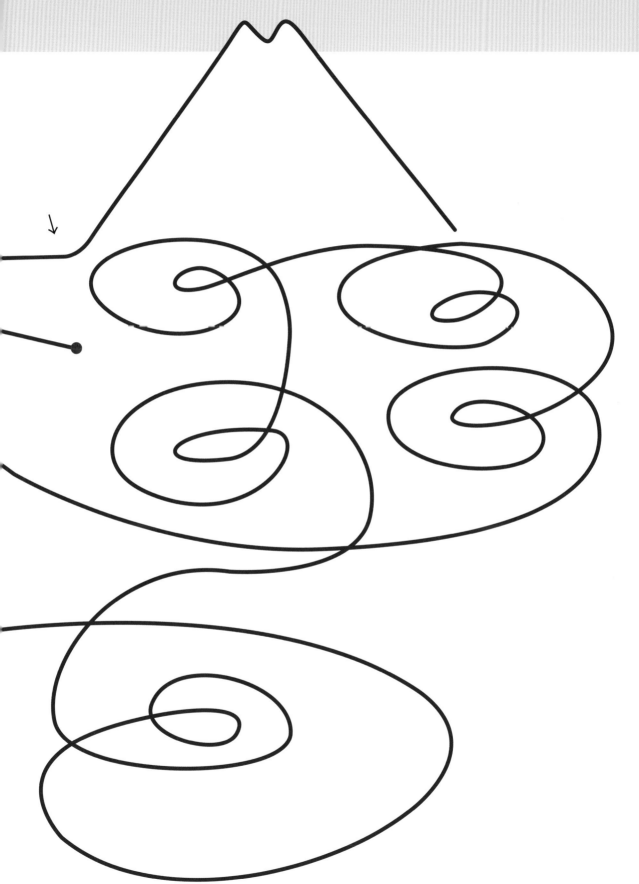

水やり

→ ●ここからなぞってください

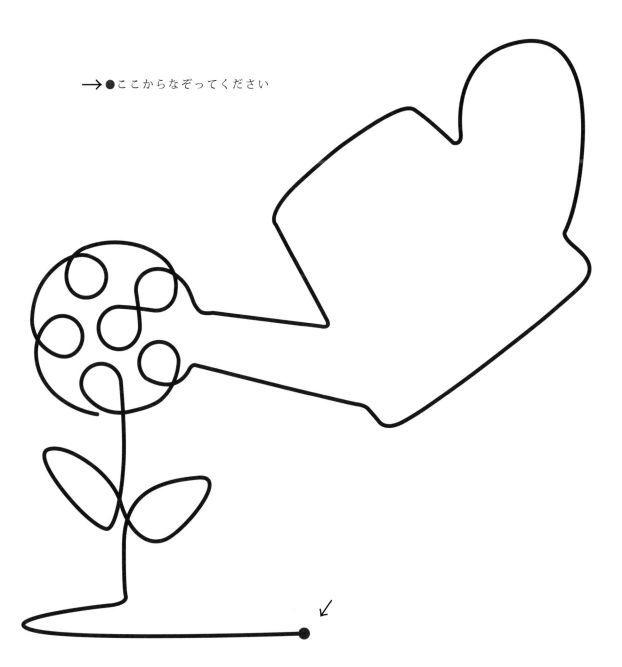

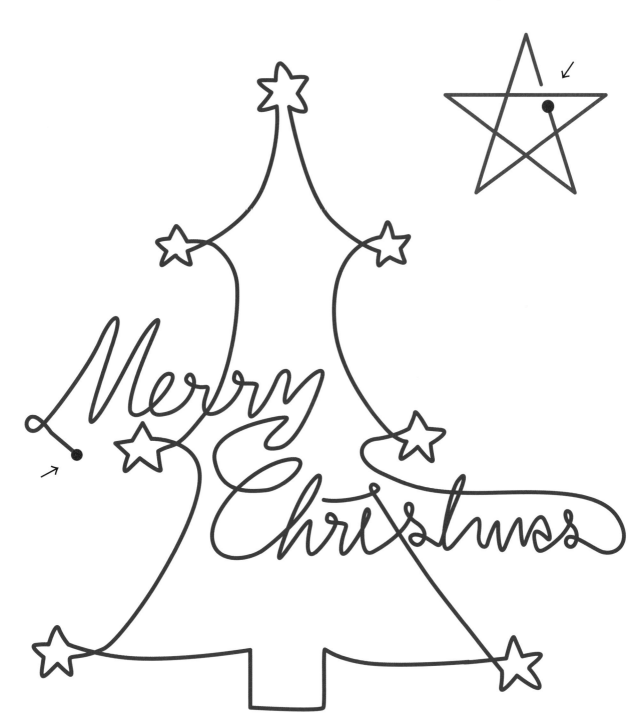

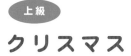

クリスマス

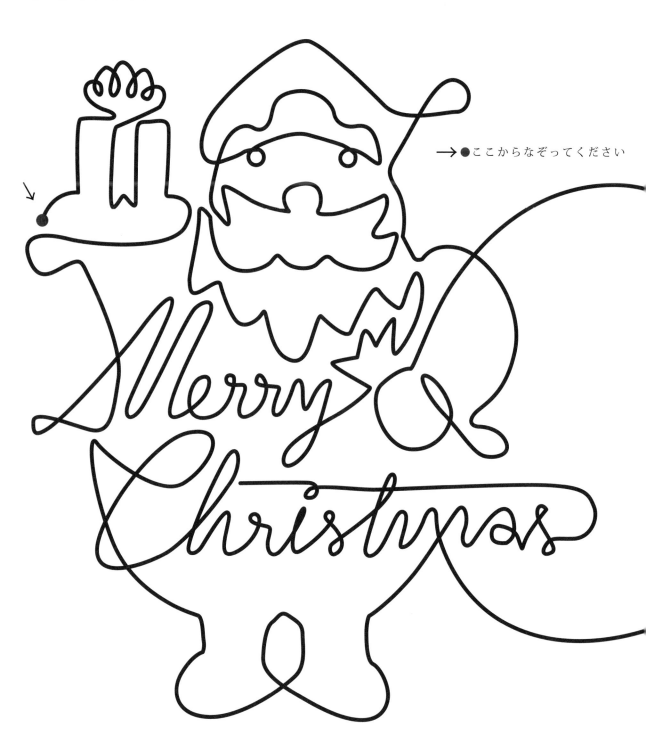

→●ここからなぞってください

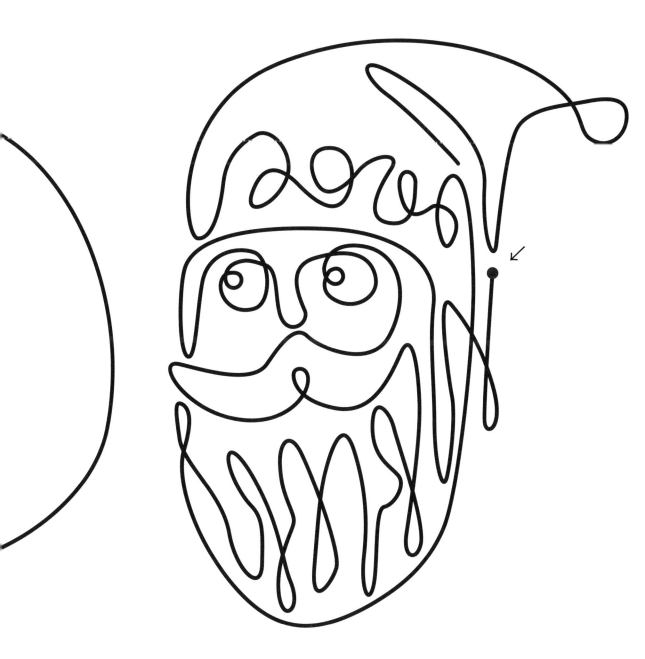

地球環境

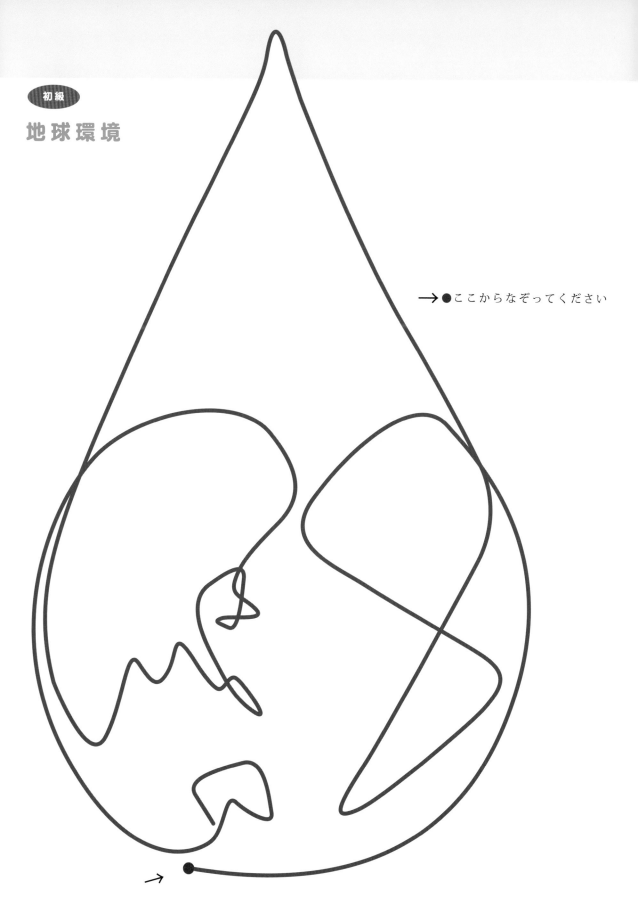

→ ●ここからなぞってください

→ ●

雪だるま

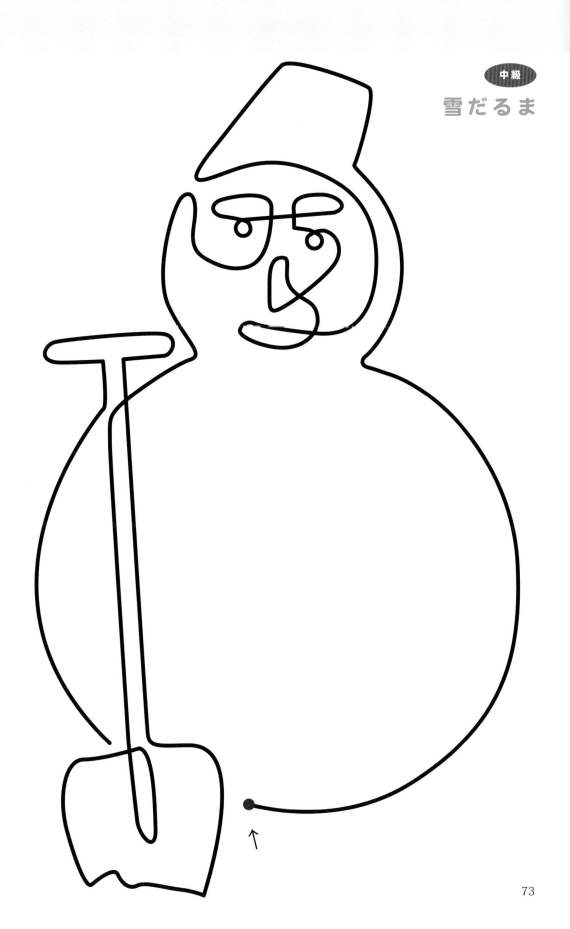

紋様

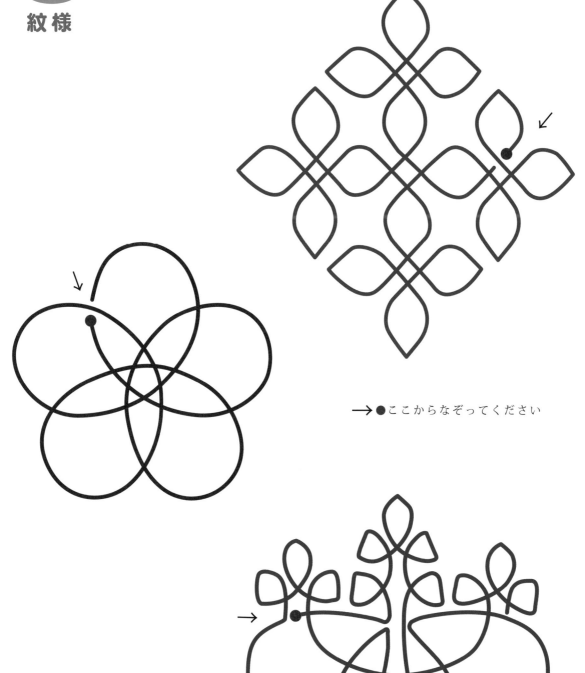

→●ここからなぞってください

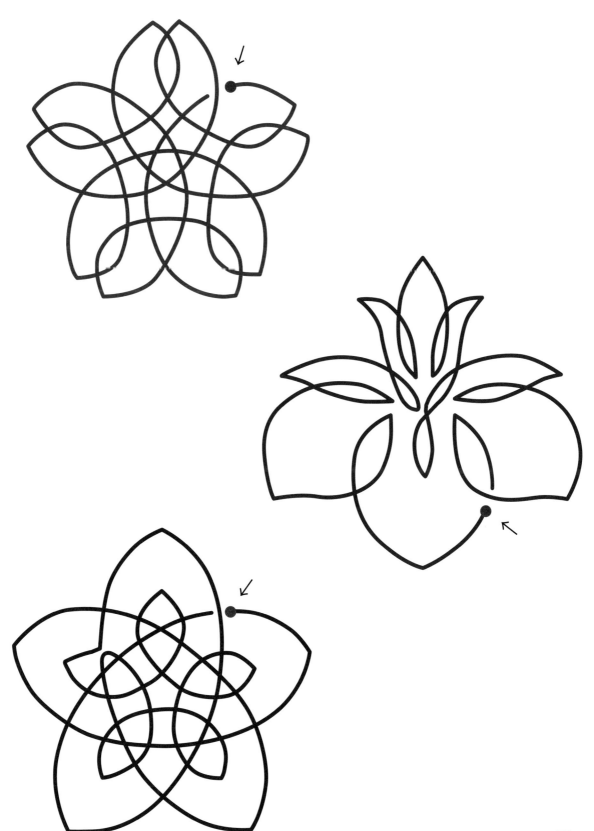

芽ばえ

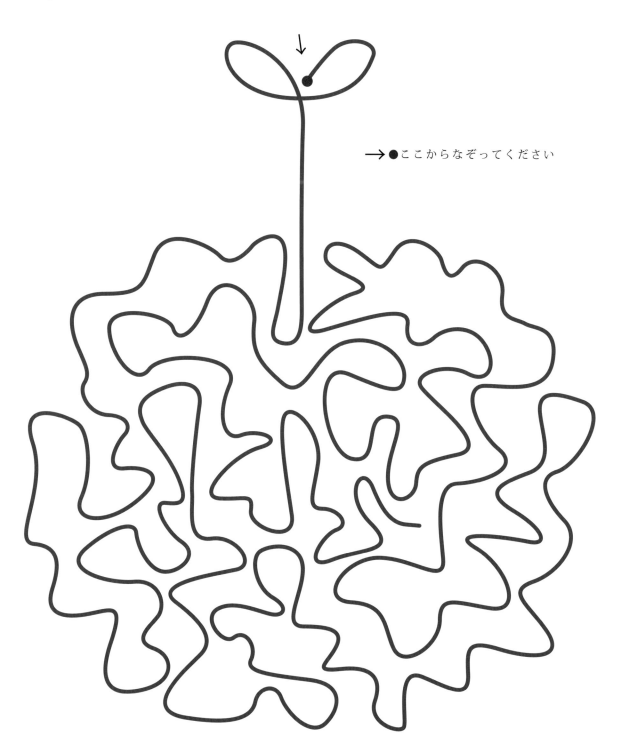

→ ● ここからなぞってください

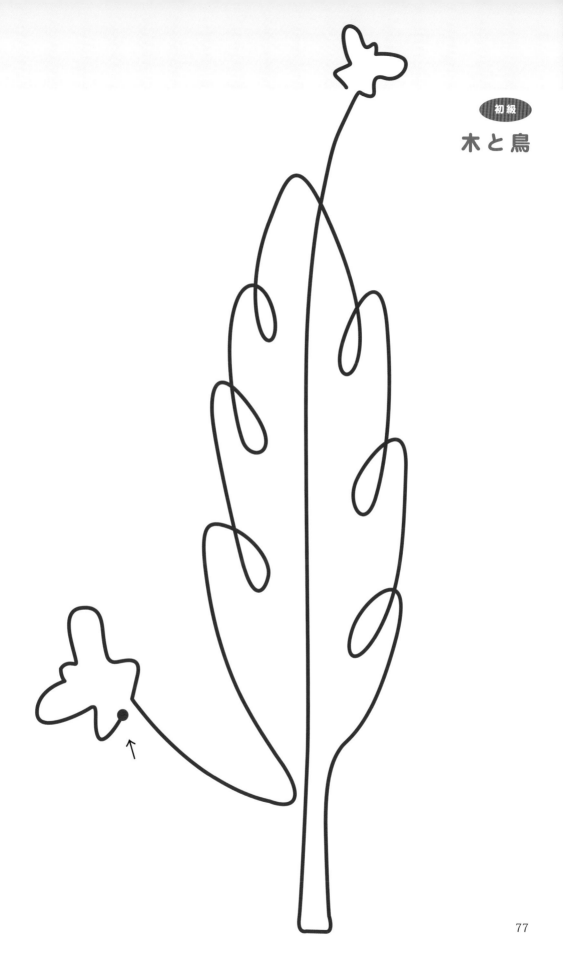

いちょう

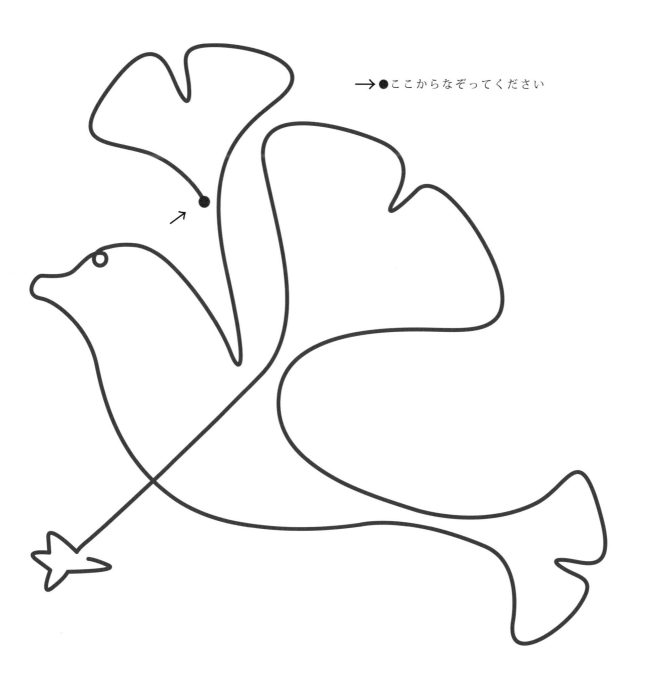

→●ここからなぞってください

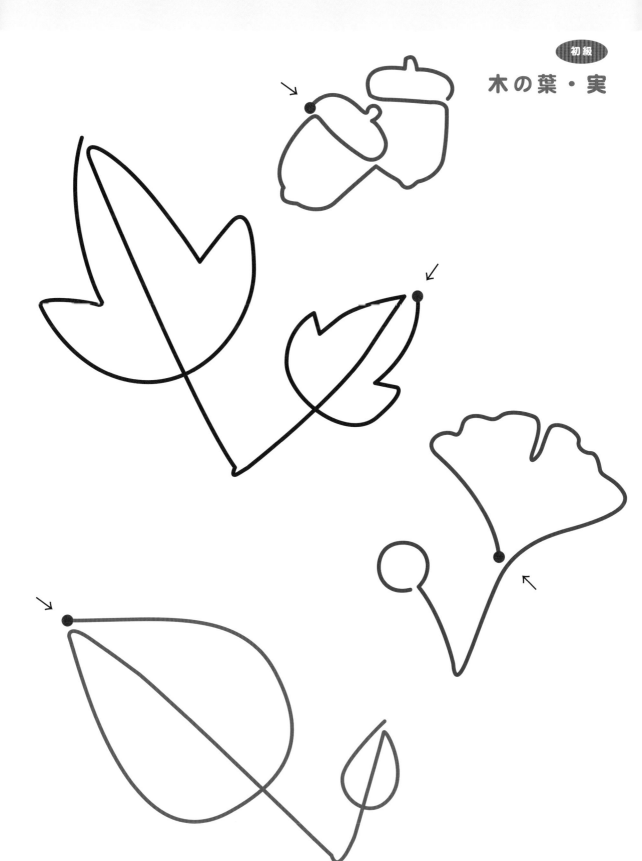

ハイビスカス

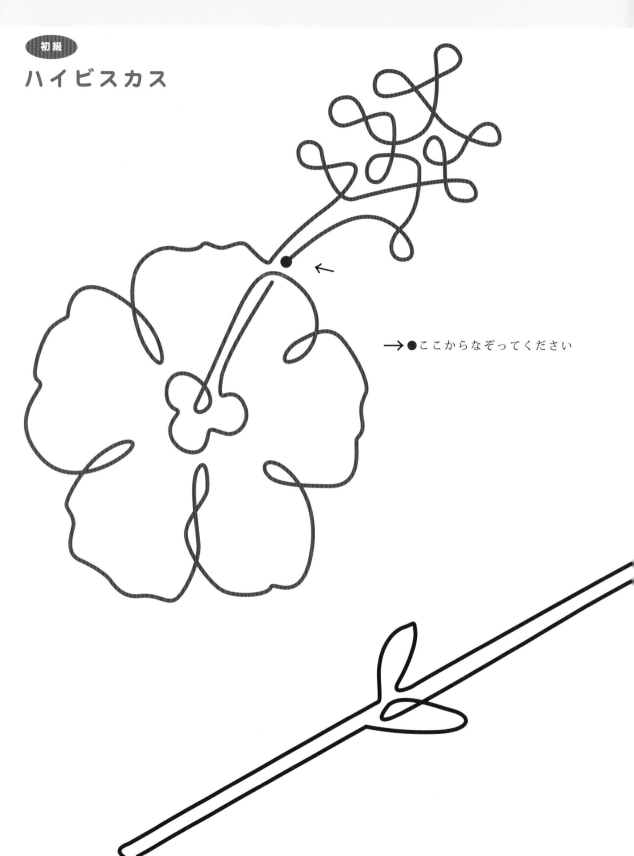

→●ここからなぞってください

カーネーション

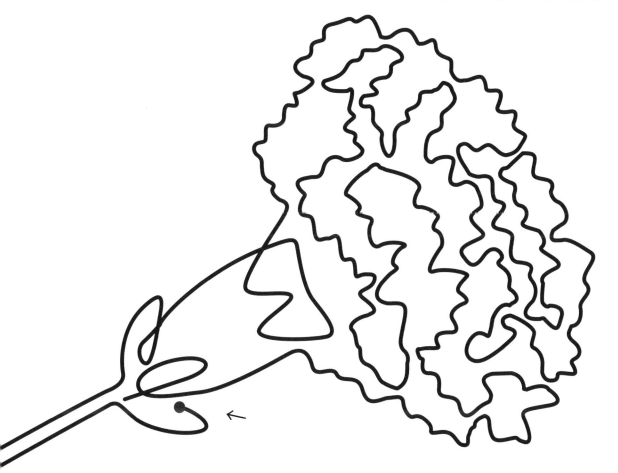

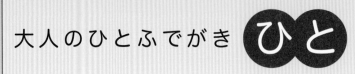

初級

人の顔

→●ここからなぞってください

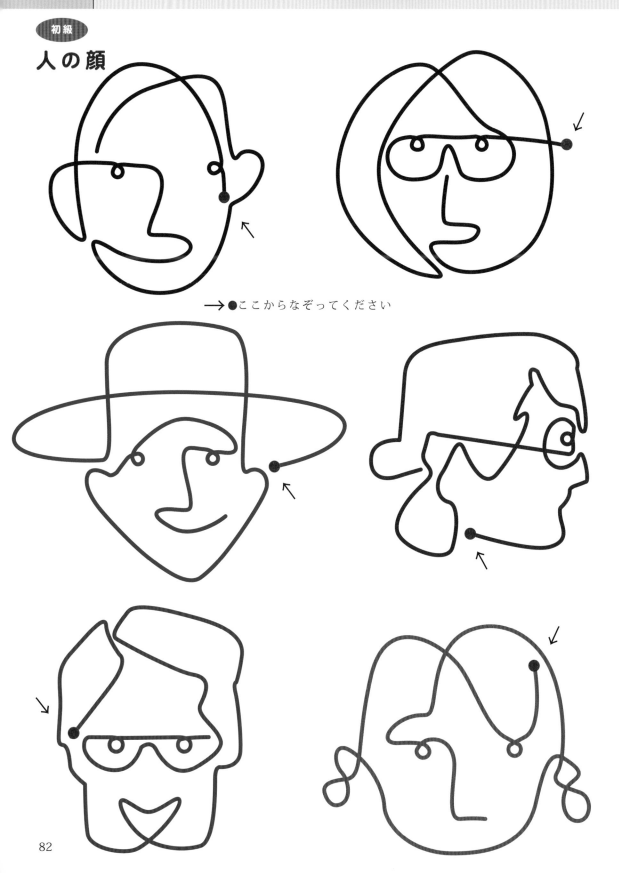

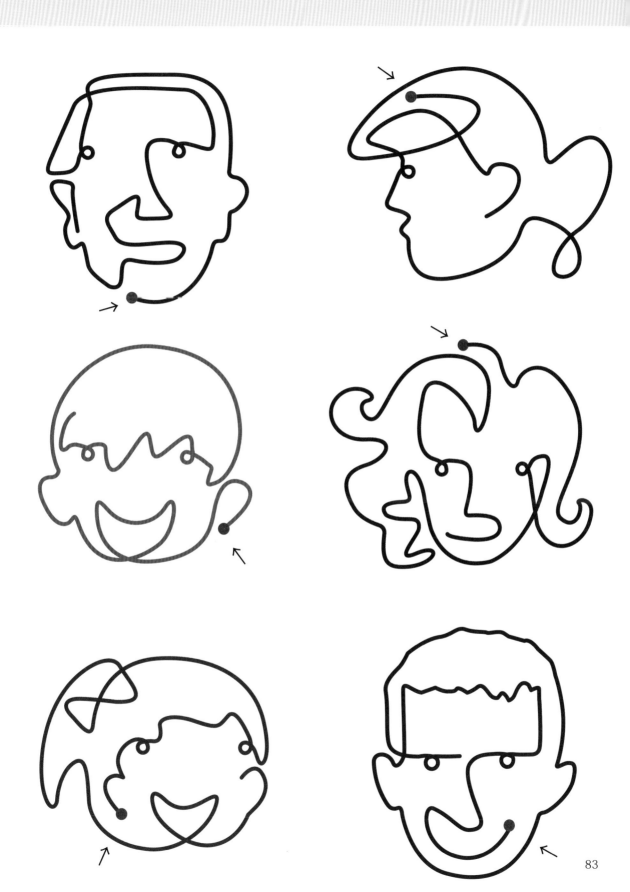

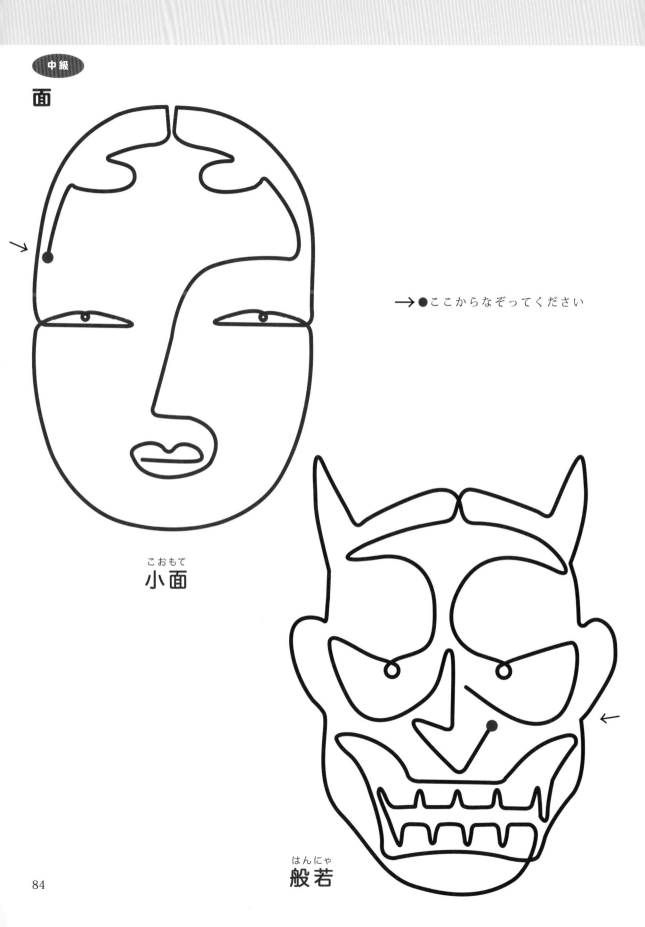

面

→ ● ここからなぞってください

こおもて
小面

はんにゃ
般若

84

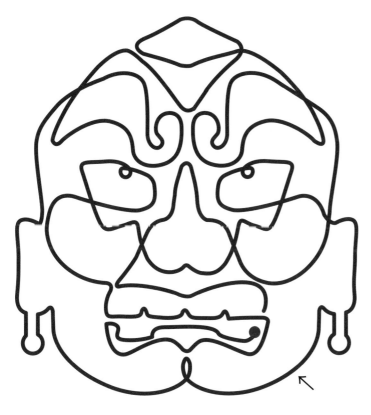

こんごう
金剛

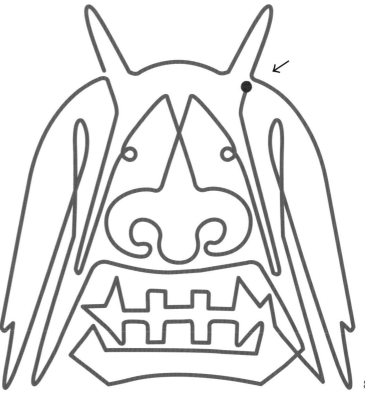

なまはげ

親子

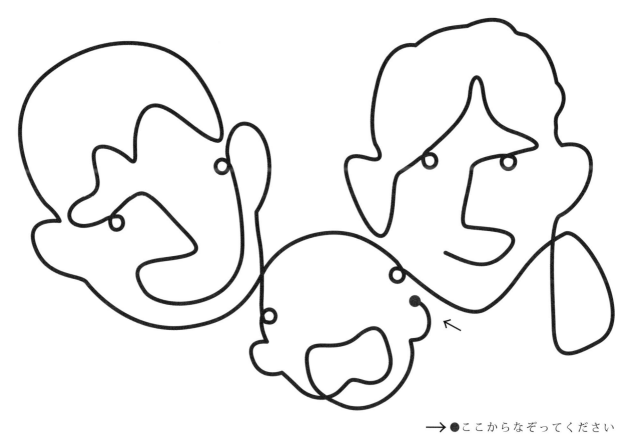

→ ●ここからなぞってください

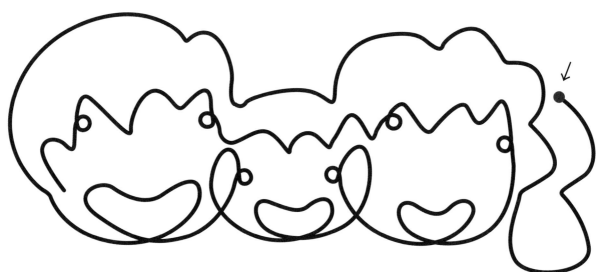

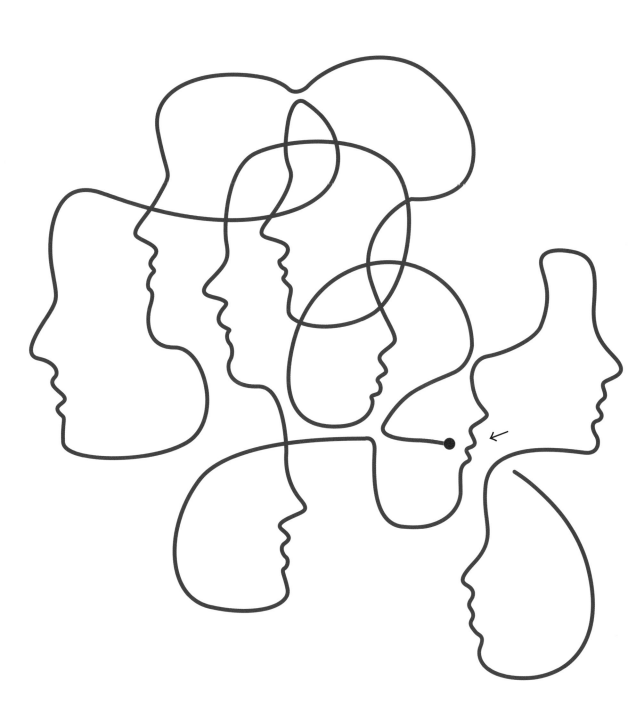

ランナー

→ ●ここからなぞってください

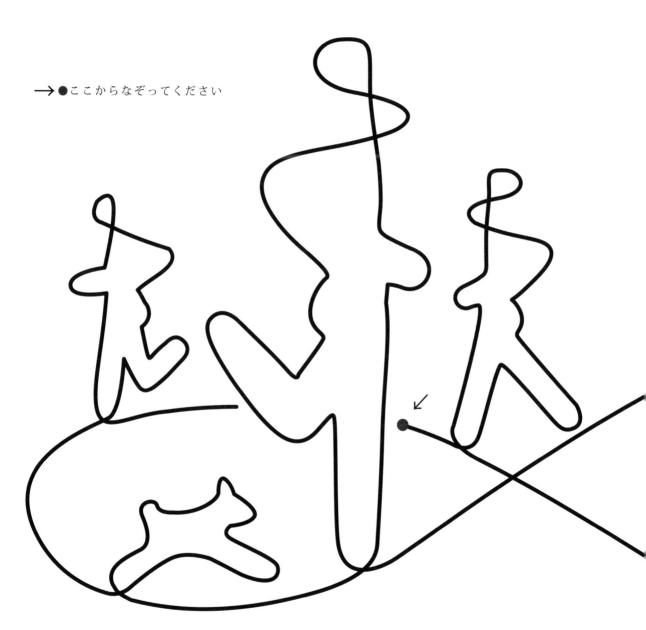

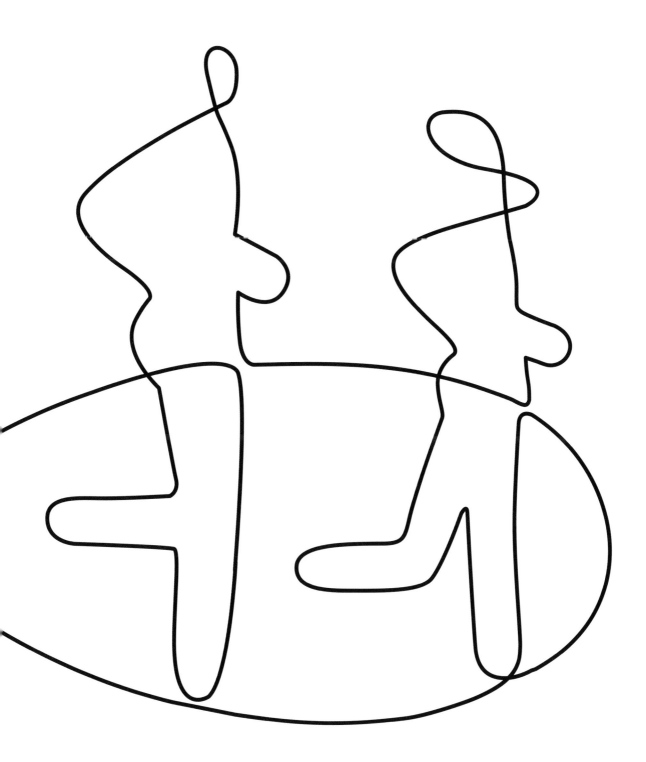

初級

くるま

→ ●ここからなぞってください

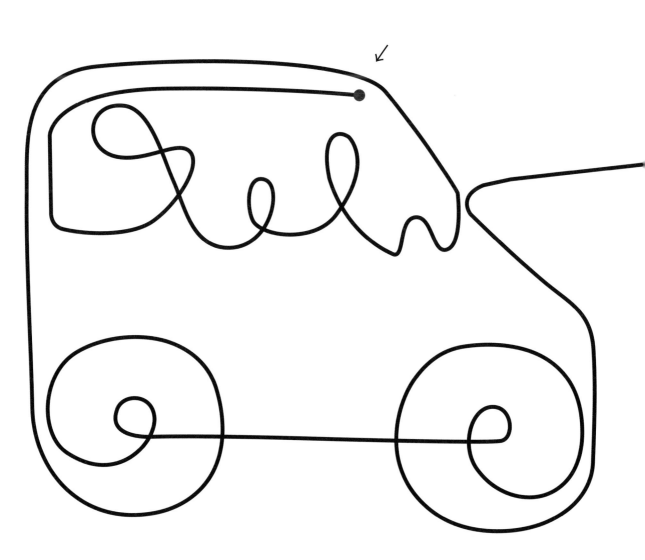

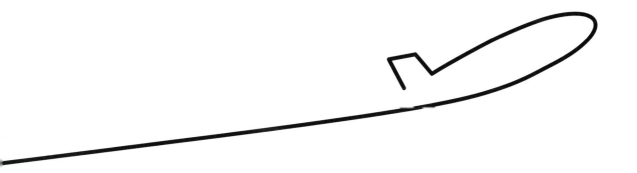

バス・マイカー

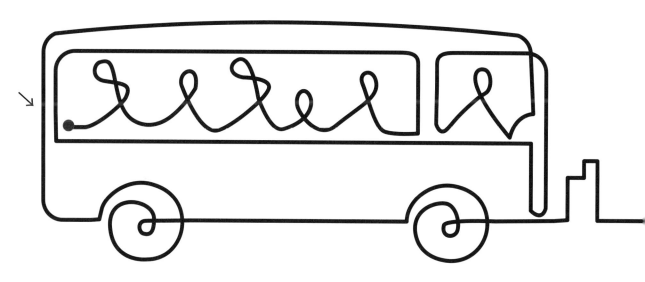

→ ●ここからなぞってください

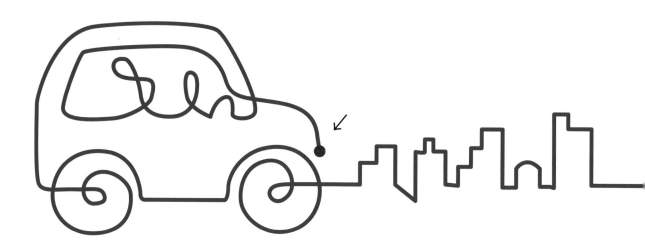

92

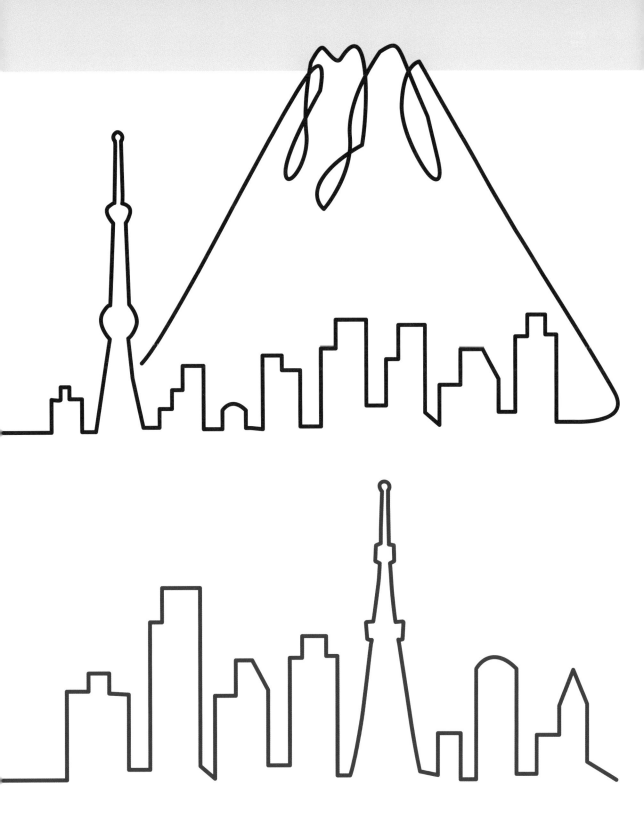

中級

自転車

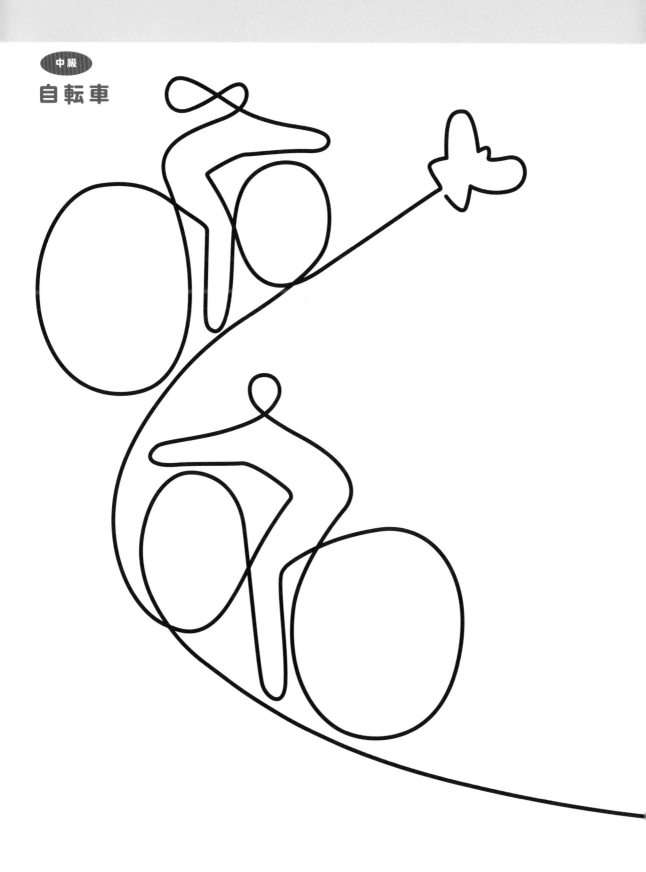

→ ●ここからなぞってください

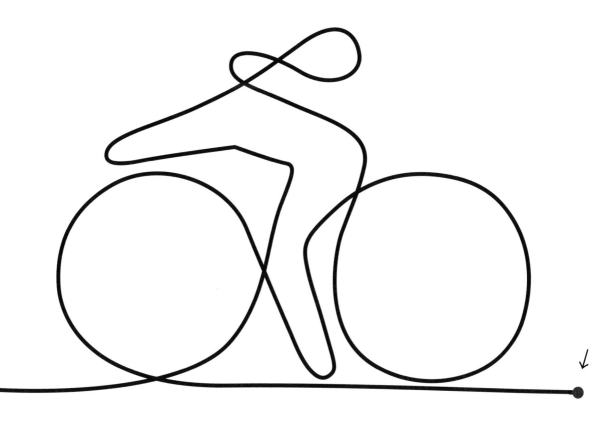

●著者
林 健造(はやしけんぞう)

1943年、愛媛県生まれ。グラフィックデザイナーとして、準朝日広告賞、カレンダー工業技術院長賞、日経広告賞最優秀賞などを受賞。ワルシャワポスタービエンナーレ、セントラル美術館版画大賞、毎日公共福祉広告賞など入選。装丁家として書籍を多数手がけ、絵本作家として、中村牧江氏との作品に『ふしぎなナイフ』『もしゃもしゃ』(福音館書店)、『てをみてごらん』(PHP研究所)、『ありさんどうぞ』『どうぶつどのみちいっぽんみち』(大日本図書)、『都市の人々』(イーテキスト研究所)、『人の感字』(日本教材システム)、『ちがうのだあれ』『ちかくにいるのだあれ』『あおい木』『どれどれどこどこ』『なにがみえる』『どうぶつ30ひとふでがき』(ひさかたチャイルド)、『びっくりおたんじょうび』『ひとふでがきどうぶつずかん』(チャイルド本社)がある。

大人のひとふでがき 脳トレあそび

令和2年8月20日 第1刷発行

著 者	林 健造	
発 行 者	東島 俊一	
発 行 所	株式会社 法研	

東京都中央区銀座1-10-1（〒104-8104）
電話 03 (3562) 3611（代表）
http://www.sociohealth.co.jp
印刷・製本 研友社印刷株式会社

0123

小社は㈱法研を核に「SOCIO HEALTH GROUP」を構成し、相互のネットワークにより、"社会保障及び健康に関する情報の社会的価値創造"を事業領域としています。その一環としての小社の出版事業にご注目ください。

装丁・本体デザインレイアウト／林 健造